SCHÖPF ■ **Moderne Antidepressiva**

J. Schöpf

Moderne Antidepressiva

Wechseln – Kombinieren – Augmentieren

Mit einem Beitrag von Johann Walter Meyer

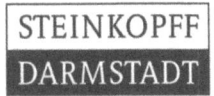
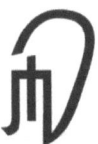

Priv.-Doz. Dr. med. JOSEF SCHÖPF
Steinwiesstrasse 32
CH-8032 Zürich

E-Mail: josef@schoepf-psychiatrie.ch
www.schoepf-psychiatrie.ch

ISBN-13:978-3-7985-1426-3   e-ISBN-13:978-3-642-93727-9
DOI: 10.1007/978-3-642-93727-9

Bibliografische Information Der Deutschen Bibliothek
Die Deutsche Bibliothek verzeichnet diese Publikation in der Deutschen Nationalbibliografie;
detaillierte bibliografische Daten sind im Internet über <http://dnb.ddb.de> abrufbar.

Dieses Werk ist urheberrechtlich geschützt. Die dadurch begründeten Rechte, insbesondere die
der Übersetzung, des Nachdrucks, des Vortrags, der Entnahme von Abbildungen und Tabellen,
der Funksendung, der Mikroverfilmung oder der Vervielfältigung auf anderen Wegen und der
Speicherung in Datenverarbeitungsanlagen, bleiben, auch bei nur auszugsweiser Verwertung,
vorbehalten. Eine Vervielfältigung dieses Werkes oder von Teilen dieses Werkes ist auch im Einzelfall nur in den Grenzen der gesetzlichen Bestimmungen des Urheberrechtsgesetzes der Bundesrepublik Deutschland vom 9. September 1965 in der jeweils geltenden Fassung zulässig. Sie
ist grundsätzlich vergütungspflichtig. Zuwiderhandlungen unterliegen den Strafbestimmungen
des Urheberrechtsgesetzes.

Steinkopff Verlag Darmstadt
ein Unternehmen der Springer Science+Business Media GmbH
http://www.steinkopff.springer.de

© Steinkopff Verlag Darmstadt 2003

Die Wiedergabe von Gebrauchsnamen, Handelsnamen, Warenbezeichnungen usw. in diesem
Werk berechtigt auch ohne besondere Kennzeichnung nicht zu der Annahme, dass solche Namen im Sinne der Warenzeichen- und Markenschutz-Gesetzgebung als frei zu betrachten wären
und daher von jedermann benutzt werden dürften.

Produkthaftung: Für Angaben über Dosierungsanweisungen und Applikationsformen kann vom
Verlag keine Gewähr übernommen werden. Derartige Angaben müssen vom jeweiligen Anwender im Einzelfall anhand anderer Literaturstellen auf ihre Richtigkeit überprüft werden.

Verlagsredaktion: Sabine Ibkendanz - Herstellung: Klemens Schwind
Umschlaggestaltung: Erich Kirchner, Heidelberg
Satz: K+V Fotosatz GmbH, Beerfelden

SPIN 10933497   85/7231 - 5 4 3 2 1 - Gedruckt auf säurefreiem Papier

Vorwort

Die letzten Jahre und Jahrzehnte haben der Psychiatrie viel neues Wissen über Wirkungen, Nebenwirkungen und Interaktionen von Psychopharmaka gebracht. Bedingt durch die Fülle neuer Informationen, aber auch da und dort durch unausgewogene oder gar unrichtige Angaben in der Fachliteratur, ist eine gewisse Verunsicherung zu den im Alltag wichtigen Fragen des Wechselns, Kombinierens und Augmentierens von Antidepressiva entstanden. So wurden die Risiken der gleichzeitigen Gabe von Medikamenten, welche zur Depressionsbehandlung eingesetzt werden, z. T. überbewertet.

Es geht hier um alltägliche Fragen der Therapie: Wann, auf welche Substanz und wie soll die Umstellung erfolgen, wenn ein Patient auf ein Antidepressivum nicht anspricht? Welche weiteren Medikamente wählt man bei einer Unverträglichkeit der Behandlung? Welches sind die Gründe für Kombinationsbehandlungen mit Antidepressiva und welche Interaktionen zwischen den Medikamenten sind möglich? Welche Chancen und Risiken sind mit Augmentationsstrategien verbunden?

Die erwähnte Verunsicherung in der Psychopharmakotherapie könnte nachteilige Konsequenzen haben, indem ungenügend wirksame antidepressive Therapien vielleicht weniger konsequent verändert werden, als es angebracht ist. Bekanntlich bedarf es gelegentlich etlicher Versuche, bis eine effiziente Behandlung gefunden wird.

Die drei Aspekte der Therapie werden hier ausgehend vom aktuellen Kenntnisstand des Faches für die modernen Antidepressiva systematisch und mit genauen Angaben zum praktischen Vorgehen besprochen.

Der interessierte Leser erhält zudem Hinweise zur vertiefenden Lektüre über Interaktionen bei antidepressiver Therapie sowie zu entsprechenden Recherchen im Internet.

Zürich und Lans/Tirol, im Mai 2003 JOSEF SCHÖPF

Inhaltsverzeichnis

1 Über Antidepressiva 1

2 Antidepressiva wechseln 9

3 Antidepressiva wechseln von A–Z 17

4 Antidepressiva kombinieren 37

5 Antidepressiva kombinieren von A–Z 45

6 Antidepressiva augmentieren 65

7 Wichtige Augmentationsstrategien 67

8 Vorgehen im Einzelfall bei Nichtansprechen ... 75

9 Interaktionsrecherchen im Internet 77

Weiterführende Literatur 79

Sachverzeichnis 81

Abkürzungsverzeichnis

CYP P-450 Cytochrom P-450
5-HT2 Serotoninrezeptor Typ 2
MAO Monoaminooxidase
NA Noradrenalin
NaSSA „noradrenergic and specific serotoninergic antidepressant"
NDRI „norepinephrine and dopamine reuptake inhibitor"
RIMA „reversible inhibitor of monoaminooxidase"
sNARI „selective noradrenergic reuptake inhibitor"
SNRI „serotonine-norepinephrine reuptake inhibitor"
SSRI „selective serotonine reuptake inhibitor"

1 Über Antidepressiva

Vorbemerkung

Die Antidepressiva stellen einen der großen Fortschritte der modernen Psychopharmakotherapie dar. Aus der klinischen Erfahrung und aus wissenschaftlichen Studien ist bekannt, dass Antidepressiva nicht immer wirken. Das Versagensrisiko bei Ersttherapie dürfte bei 30% liegen. Mangelnde Wirksamkeit, aber auch Nebenwirkungen können Anlass zum Wechsel der Substanz sein.

Antidepressiva wirken klinisch in vieler Beziehung gleich. Es stehen heute nur beschränkt Kriterien zur rationalen Auswahl der Substanz zur Verfügung. Dies ist für alle weiteren Überlegungen von Bedeutung.

Biochemische Effekte

Antidepressiva erleichtern die serotoninerge und/oder die noradrenerge und z. T. auch die dopaminerge Übertragung im Gehirn. Man nimmt an, dass diese Wirkungen für den antidepressiven Effekt verantwortlich sind. Die Verstärkung der aminergen Übertragung dürfte gestörte Hirnfunktionen stabilisieren. Letztlich ist über den Wirkungsmechanismus der Antidepressiva wenig bekannt.

Viele Antidepressiva erhöhen die Transmitterkonzentration im synaptischen Spalt durch Wiederaufnahmehemmung, andere durch Blockierung der präsynaptischen Rezeptoren und wieder andere durch Hemmung der Monoaminooxidase (MAO).

Einteilung

Antidepressiva werden biochemisch nach ihren Effekten auf die aminerge Übertragung klassifiziert. Zudem kann man sie unter Berücksichtigung ihrer Nebenwirkungen in moderne, nebenwirkungsarme vs. ältere, nebenwirkungsreiche einteilen. Letztere sind die Trizyklika mit ihren anticholinergen, adrenolytischen und kardial chinidinartigen Effekten. Hier wird nur auf moderne Antidepressiva eingegangen. Die Trizyklika weisen keine grundsätzlichen Vorteile hinsichtlich ihrer Wirksamkeit auf. Eine Indikation zu ihrer Verschreibung besteht heute noch bei Therapieresistenz. Insbesondere Imipramin soll dann einmal gegeben werden.

In Übersicht 1 sind die heute zur Verfügung stehenden modernen Antidepressiva angegeben. Sie stellen die Substanzen der ersten Wahl zur Depressionsbehandlung dar.

> **Übersicht 1: Moderne Antidepressiva der ersten Wahl**
>
> **Effekt auf Serotonin**
> - SSRI   Citalopram, S-Citalopram
>   Fluoxetin
>   Fluvoxamin
>   Paroxetin
>   Sertralin
>
> **Effekt auf Noradrenalin**
> - sNARI   Reboxetin
>
> **Dualer Effekt (Serotonin, Noradrenalin)**
> - SNRI   Venlafaxin
> - NaSSA   Mirtazapin
>
> ---
>
> *SSRI* „selective serotonine reuptake inhibitor", *sNARI* „selective noradrenergic reuptake inhibitor", *SNRI* „serotonine-norepinephrine reuptake inhibitor", *NaSSA* „noradrenergic and specific serotoninergic antidepressant"

Neben diesen Substanzen gibt es einige, die ebenfalls zu den modernen Antidepressiva gehören, die man aber üblicherweise nicht als Erstbehandlung einsetzt (Übersicht 2).

> **Übersicht 2: Moderne Antidepressiva der Reserve**
>
> - RIMA   Moclobemid
> - NDRI   Bupropion
>
> ---
>
> *RIMA* „reversible inhibitor of monoaminooxidase", *NDRI* „norepinephrine and dopamine reuptake inhibitor"

Klinische Effekte

Antidepressiva wirken, mit gewissen Einschränkungen (s. u.), gleich stark, gleich rasch und immer auf das depressive Gesamtsyndrom. Man kann im Wesentlichen jede Depression mit jedem Antidepressivum behandeln.

Hinzuzufügen ist, dass Antidepressiva nicht, wie oft behauptet wird, erst nach 2–3 Wochen wirken, sondern dass die Besserung progressiv vom Behandlungsbeginn an eintritt. Es kann allerdings Wochen dauern, bis der Patient die Besserung verspürt. Dementsprechend soll er motiviert werden, die Behandlung nicht vorzeitig abzubrechen. Wenn eine Standarddosis des Antidepressivums nicht wirkt, soll man die Dosis steigern und ggf. die Maximaldosis einsetzen.

Auswahl des Antidepressivums bei Erstbehandlung

Zur Auswahl der Substanz von der Effizienz her gibt es nur wenige Anhaltspunkte. So orientiert man sich mehr an den Nebenwirkungen und gelegentlich den Interaktionen (Übersicht 3).

Übersicht 3: **Auswahlkriterien von modernen Antidepressiva**

- Effizienz bei speziellen Depressionen
- Nebenwirkungen
- Interaktionen

Effizienzkriterien

Ausgehend von der Effizienz könnten viele Depressionen mit allen Antidepressiva bei gleicher Besserungschance behandelt werden. Für bestimmte Depressionen bieten einzelne Substanzen erhöhte Aussicht auf Erfolg (Übersicht 4). Depressionen mit Zwangssymptomatik, Impulsstörung, Bulimie und Dysmorphophobie sind besonders gut mit SSRI behandelbar. Bei atypischen Depressionen und bei Komorbidität von Depression und Sozialphobie sind v.a. SSRI und Moclobemid zu empfehlen. Sehr schwere Depressionen sprechen wahrscheinlich auf Antidepressiva mit dualem, Serotonin- und Noradrenalinfunktionen verstärkendem Mechanismus besser als SSRI an.

Übersicht 4. Effizienz von Antidepressiva: Auswahl nach Depressionssymptomatik

■ Depression mit Zwangssymptomatik, Impulsstörung, Bulimie, Dysmorphophobie	SSRI
■ Depression und Sozialphobie	SSRI, Moclobemid
■ Atypische Depression	SSRI, Moclobemid
■ Sehr schwere Depression	Venlafaxin, Mirtazapin

Nebenwirkungskriterien

Sie sind für die Auswahl der Substanz von großer Bedeutung. Wichtige Nebenwirkungen von modernen Antidepressiva sind in Übersicht 5 angegeben.

Übersicht 5: **Nebenwirkungen moderner Antidepressiva**					
	Sedation	Appetit-zunahme	Nausea	Sexuelle Funktions-störung	Seroto-ninsyn-drom
■ SSRI	–*	–*	+	+	+
■ Venlafaxin	–	–*	+	+	+
■ Mirtazapin	+	+	–	–	+
■ Reboxetin	–	–	–	–*	–
■ Moclobemid	–	–	–	–	+
■ Bupropion	–	–	–	–	–

* Symptom in Einzelfällen vorhanden

Interaktionskriterien

Wenn der Patient zusätzlich andere Medikamente erhält, kann sich das Problem der Interaktionen ergeben. Dabei spielen hauptsächlich die pharmakokinetischen Wechselwirkungen eine Rolle. Einige moderne Antidepressiva sind starke Hemmer von Enzymen des CYP-450 (Übersicht 6).

Übersicht 6: Hemmung von Enzymen des CYP-450 durch moderne Antidepressiva

Keine starken Hemmer

- Citalopram
- Sertralin*
- Venlafaxin
- Mirtazapin
- Reboxetin
- Moclobemid**

Starke Hemmer*

- Fluvoxamin (-1A2, -3A4 mäßig)
- Fluoxetin (-2D6, -3A4 mäßig)
- Paroxetin (-2D6)
- Bupropion (-2D6)

* In hoher Dosis (200 mg tgl.) relevante -2D6-Hemmung
** Bekanntlich wichtige pharmakodynamische Interaktionen, mäßiger Hemmer von -2D6
*** In Klammer sind individuelle Enzyme des CYP-450-Systems angegeben

2 Antidepressiva wechseln

Wechsel wegen Unwirksamkeit

Spricht der Patient auf die antidepressive Behandlung nicht an, so muss zunächst überprüft werden, ob eine echte Nonresponse vorliegt. Insbesondere stellt sich die Frage, ob die Compliance ausreichend ist und ob eine organische Ursache der Depression, z. B. eine Hypothyreose, vorliegt. In seltenen Fällen wird das Antidepressivum extrem rasch abgebaut (insbesondere ultraschnelle Hydroxylierer von CYP-450-2D6), sodass eine Plasmaspiegeluntersuchung zu erwägen ist.

Bei anzunehmender Unwirksamkeit wählt man vorzugsweise ein Antidepressivum mit einem anderen biochemischen Mechanismus (Übersicht 7). Die Ansprechenswahrscheinlichkeit auf das zweite Antidepressivum ist geringer als auf das erste.

Übersicht 7: Zweitbehandlung bei Unwirksamkeit des ersten Antidepressivums

Ineffizienz von	Wechsel auf
■ SSRI	■ Mirtazapin ■ Venlafaxin ■ Reboxetin
■ Venlafaxin	■ Mirtazapin
■ Mirtazapin	■ SSRI ■ Venlafaxin ■ Reboxetin
■ Reboxetin	■ SSRI ■ Mirtazapin ■ Venlafaxin

Der Wechsel innerhalb der SSRI führt auch gelegentlich zum Erfolg, aber erfahrungsgemäß nur dann, wenn mit dem ersten SSRI doch eine gewisse Besserung erzielt wurde.

Zeitpunkt des Wechsels

Die Frage, nach welcher Zeit eine nichtwirksame antidepressive Behandlung als ineffizient abgebrochen werden soll, ist nicht ohne weiteres zu beantworten. In den meisten klinischen Studien betrug die Behandlungsdauer 6 Wochen, und oft wird diese Zeitspanne auch als Richtwert für die Praxis empfohlen.

Obwohl nach 6 Wochen Behandlung eine optimale Gewähr besteht, dass ein spätes Ansprechen nicht verpasst wird, so lassen sich doch Gründe für einen früheren Wechsel anführen.

Es zeigt sich, dass die meisten Patienten, die auf ein Antidepressivum ansprechen, bereits nach etlichen Tagen eine Zustandsverbesserung erfahren. Ein positiver Effekt wird also mit zunehmender Länge der Behandlung immer unwahrscheinlicher. Gemäß empirischen Studien ist der beste Prädiktor des definitiven Ansprechens eine Besserung der Depression in den ersten 10 Tagen.

Der beste Prädiktor der Response
■ Partielles Ansprechen in den ersten 10 Behandlungstagen

Aus diesem Grunde ist es gerechtfertigt das erste Antidepressivum schon nach etwa 3–4 Wochen, wenn es 10–14 Tage davon im hohen Dosisbereich gegeben wurde, zu wechseln. Ein weiteres Argument für einen früheren Wechsel ist psychologischer Art. Bei stark leidenden Patienten kann es schwierig sein eine wenig wirksame Behandlung längere Zeit unverändert zu belassen.

Wechsel wegen Nebenwirkungen

Nebenwirkungen können die Durchführung der Therapie erschweren oder verunmöglichen. Bei Nebenwirkungen zu Behandlungsbeginn gelingt es z. T. die Behandlung mit einer sehr niedrigen Initialdosis doch erfolgreich einzuleiten. Bei definitiver Unverträglichkeit wählt man im Allgemeinen eine Substanz mit anderen biochemischen Eigenschaften, was sich auch in unterschiedlichen Nebenwirkungen niederschlägt (Übersicht 8). Die häufigsten Gründe einer SSRI-Unverträglichkeit sind Nausea, innere Unruhe, Schlafstörungen und sexuelle Funktionsstörungen. Dann empfiehlt sich ein Wechsel auf Mirtazapin oder Reboxetin. In Einzelfällen kann sich bei Wechsel innerhalb der SSRI eine bessere Verträglichkeit der zweiten Substanz ergeben. Bei übermäßiger Sedation oder Appetitsteigerung durch Mirtazapin kommt jede der anderen modernen Substanzen in Frage. Bei Venlafaxinnebenwirkungen ist der Wechsel auf Mirtazpin günstig, weil die beiden Substanzen keine gemeinsamen biochemischen Effekte aufweisen. Eine Umstellung von Venlafaxin auf Reboxetin ist möglich, wenn bei Venlafaxin SSRI-artige Nebenwirkungen auftreten. Bei Unverträglichkeit von Reboxetin kommen alle anderen Substanzen in Frage. Lediglich bei Zeichen adrenerger Stimulation (S. 41) ist ein Wechsel auf Venlafaxin nicht in erster Linie zu empfehlen.

Übersicht 8: Zweitbehandlung bei Nebenwirkungen auf erstes Antidepressivum

Nebenwirkungen von	Wechsel auf
SSRI	Mirtazapin Reboxetin
Venlafaxin	Mirtazapin (Reboxetin)
Mirtazapin	SSRI Venlafaxin Reboxetin
Reboxetin	SSRI Mirtazapin (Venlafaxin)

Überlappender vs. nicht überlappender Wechsel

Es ist im Prinzip ideal eine neue Behandlung erst zu beginnen, wenn die vorherige beendet ist. So kann man einen klaren, von der Erstbehandlung unbeeinflussten Ausgangsbefund erheben, und Wechselwirkungen ergeben sich nicht. Dieses Vorgehen bietet sich v. a. dann an, wenn zur Behandlung genügend Zeit zur Verfügung steht, wie es für viele leichtere Depressionen zutrifft. Einige Umstellungen soll man nicht überlappend durchführen.

Übersicht 9: Vorteile des Wechsels ohne Überlappung

- Klarer Ausgangsbefund, Abklingen von Wirkungen und Nebenwirkungen
- Keine Interaktionen
- Geeignet bei leichteren Depressionen

Der überlappende Wechsel ist, wie jede Kombinationstherapie, mit gewissen Risiken verbunden. Diese sind bei Berücksichtigung der nötigen Vorsichtsmaßnahmen allerdings minimal. Bedeutende pharmakokinetische Interaktionen sind selten, und wenn sie vorkommen, sind sie wegen der guten Verträglichkeit moderner Antidepressiva meist klinisch wenig relevant. An pharmakodynamischen Interaktionen ist praktisch nur das Serotoninsyndrom, das bei gleichzeitiger Verabreichung von serotoninergen Substanzen möglich ist (S. 40 f.), zu nennen. Dieses ist jedoch, solange nicht MAO-Hemmer im Spiele sind, so gut wie nie eine schwere Komplikation.

Der große Vorteil der überlappenden Umstellung von Antidepressiva ist der Zeitgewinn, was v. a. bei schweren Depressionen von Bedeutung sein kann.

> Übersicht 10: **Vorteile des überlappenden Wechsels**
>
> - Zeitgewinn
> - Geeignet besonders bei schweren Depressionen

Allgemeines zum Wechseln von Antidepressiva

Im Folgenden wird jeweils der Wechsel auf ein Antidepressivum, ausgehend von der Vorbehandlung mit allen anderen, besprochen. Schwerpunkt ist dabei die überlappende Umstellung. Bupropion und Moclobemid werden wegen spezieller Probleme am Ende des Abschnittes separat behandelt.

Allgemein gilt bei überlappender Umstellung, dass infolge additiver Effekte leicht vermehrte Antidepressivanebenwirkungen auftreten können.

Hinsichtlich pharmakokinetischer Interaktionen ist die überlappende Umstellung so gut wie immer problemlos. Dies gilt auch für die Antidepressiva, bei denen pharmakokinetische Interaktionen auftreten, wenn die nötigen Vorsichtsmaßnahmen eingehalten werden.

Wenn bei der ersten Substanz Nebenwirkungen bestehen und die zweite Substanz die gleichen Wirkungskomponenten besitzt, soll die Umstellung nicht überlappend, u.U. sogar mit einigen Tagen Medikamentenfreiheit, durchgeführt werden.

Hinsichtlich des hier vorgeschlagenen Tempos der Dosisreduktion wird davon ausgegangen, dass das erste Antidepressivum während Wochen bis Monaten verabreicht wurde. Bei kürzerer Behandlungsdauer ist eine raschere, u.U. auch die abrupte Umstellung möglich.

Eine abrupte Umstellung zwischen SSRI, also Antidepressiva mit gleichem Wirkungsmechanismus, wäre im Prinzip möglich, sie ist jedoch nicht empfehlenswert. Die einzelnen Substanzen weisen gewisse und im Einzelfall nicht vorhersagbare Verträglichkeitsunterschiede auf.

Im Folgenden werden vorsichtige Vorgehensweisen bei der Umstellung beschrieben. Unerwartete Interaktionen bleiben immer möglich. Der Patient soll daher in der Umstellungsphase genügend engmaschig kontrolliert werden.

Entzugssymptome

Beim Absetzen von Substanzen mit SSRI-Komponente können Antidepressivaentzugssymptome auftreten. Dies gilt für Citalopram, Fluvoxamin, Paroxetin, Sertralin, Venlafaxin und – selten – das langsam eliminierte Fluoxetin. Entsprechende Symptome sind Nervosität, innere Anspannung, Muskelschmerzen, Schwindel, Zittern o. a. Bei Umstellung auf eine andere Substanz mit SSRI-Komponente werden die Entzugssymptome kupiert. Beim Wechsel auf Mirtazapin oder Reboxetin hingegen können solche auftreten. Dann muss die Substanz mit SSRI-Komponente langsam ausgeschlichen werden. Mirtazapin, Reboxetin und Bupropion bewirken kaum je Entzugssymptome. Dementsprechend kann man diese Substanzen relativ rasch absetzen. Nach Moclobemid kommen Entzugssymptome gelegentlich vor.

Basis der gegebenen Empfehlungen

Die folgenden Angaben leiten sich im Wesentlichen aus allgemeinen Kenntnissen zu den Interaktionen von Antidepressiva und der klinischen Erfahrung ab. Systematische Untersuchungen existieren nicht.

3 Antidepressiva wechseln von A–Z

Umstellung auf Citalopram

Pharmakodynamik: Die überlappende Umstellung von anderen serotoninergen Antidepressiva (Fluoxetin, Fluvoxamin, Mirtazapin, Paroxetin, Sertralin, Venlafaxin) auf Citalopram kann in seltenen Fällen Symptome eines leichten Serotoninsyndroms bewirken.

Pharmakokinetik: Citalopram verursacht kaum pharmakokinetische Interaktionen. Die Substanz wird durch -2D6, -3A4 und -2C19 metabolisiert (das zuletzt genannte Enzym spielt in der Psychopharmakologie sonst eine geringe Rolle). Die Hemmung eines einzigen Enzyms bewirkt kaum eine wesentliche Spiegelerhöhung, dies ist jedoch bei Hemmung mehrerer Enzyme möglich.

Umstellung ohne wesentliche pharmakokinetische Interaktionen: gilt für den Wechsel von *Mirtazapin, Paroxetin, Reboxetin, Sertralin und Venlafaxin* (Übersicht 11). Wenn die erste Substanz in der Maximaldosis gegeben wird, ist zunächst die Reduktion auf eine mittlere Dosis empfehlenswert; diese sollte ca. 4 Tage beibehalten werden. Anschließend sollte der Austausch einer niedrigen Dosis dieser

Substanz gegen 10 mg Citalopram erfolgen. Nach jeweils 4 Tagen tauscht man weitere Dosen aus, bis die erste Substanz ersetzt bzw. die gewünschte Citalopramdosis erreicht ist.

Übersicht 11: **Umstellung auf Citalopram ohne pharmakokinetische Interaktionen**					
Dosis ab Tag	**−4**	**0**	**4**	**8**	**12**
Citalopram	0	10	20	30	40
Mirtazapin	30	15	15	0	0
Paroxetin	30	20	10	0–10	0
Reboxetin	8	6	4	2	0
Sertralin	100	75	50	25	0
Venlafaxin	150	112,5	75	37,5	0

■ **Umstellung bei potenziell starken pharmakokinetischen Interaktionen: erste Substanz hemmt Abbau von Citalopram:** gilt für den Wechsel von *Fluoxetin und Fluvoxamin* (Übersicht 12). Fluoxetin hemmt -2D6 stark sowie -3A4 und -2C19 mäßig, Fluvoxamin -2C19 stark und -3A4 mäßig. Eine vorsichtige Steigerung der Citalopramdosis und ein rasches Absetzen der ersten Substanz, besonders von Fluoxetin, ist empfehlenswert. Dieses ist lang wirksam bzw. hat lang wirksame Metaboliten.

Fluvoxamin hemmt den Abbau von S-Citalopram mehr als den der stereoisomeren R-Form, was bei der kurzdauernden überlappenden Gabe ohne Bedeutung ist.

Übersicht 12: **Umstellung, wenn die erste Substanz den Abbau von Citalopram hemmt**					
Dosis ab Tag	–4	0	4	8	12
■ Citalopram	0	10	10	20	30
■ Fluoxetin	40	20	0	0	0
■ Fluxoxamin	150	100	50	0	0

S-Citalopram

Es gelten die gleichen Feststellungen wie für Citalopram. Die Tagesdosis von S-Citalopram beträgt im Vergleich zu Citalopram etwa die Hälfte.

Umstellung auf Fluoxetin

■ **Pharmakodynamik:** Die überlappende Umstellung von anderen serotoninergen Antidepressiva (Citalopram, Fluvoxamin, Mirtazapin, Paroxetin, Sertralin, Venlafaxin) kann in seltenen Fällen Symptome eines leichten Serotoninsyndroms bewirken.

■ **Pharmakokinetik:** Fluoxetin ist ein starker Hemmer von -2D6 und ein mäßiger Hemmer von -3A4. Plasmaspiegelerhöhungen von Substanzen, welche durch diese Enzyme metabolisiert werden, sind möglich. Ein Teil der Hemmung von CYP-450-Enzymen wird durch Fluoxetinmetaboliten verursacht, was bei den folgenden Erörterungen nicht wieder erwähnt wird.

■ Umstellung ohne wesentliche pharmakokinetische Interaktionen: gilt für den Wechsel von *Fluvoxamin, Paroxetin und Sertralin* (Übersicht 13). Wenn die erste Substanz in der Maximaldosis gegeben wird, sollte zunächst die Reduktion auf eine mittlere Dosis erfolgen; diese sollte ca. 4 Tage beibehalten werden. Anschließend sollte der Austausch einer niedrigen Dosis dieser Substanz gegen 10 mg Fluoxetin erfolgen. Nach jeweils 4 Tagen tauscht man weitere Dosen aus, bis die erste Substanz ersetzt bzw. die gewünschte Fluoxetindosis erreicht ist.

Übersicht 13: **Umstellung auf Fluoxetin ohne pharmakokinetische Interaktionen**					
Dosis ab Tag	**–4**	**0**	**4**	**8**	**12**
■ Fluoxetin	0	10	20	30	40
■ Fluvoxamin	150	100	50	0–50	0
■ Paroxetin	30	20	10	0–10	0
■ Sertralin	100	75	50	25	0

■ Umstellung bei potenziell starken pharmakokinetischen Interaktionen: Abbau der ersten Substanz wird durch Fluoxetin gehemmt: gilt für den Wechsel von *Citalopram, Mirtazapin, Reboxetin und Venlafaxin* (Übersicht 14). Fluoxetin hemmt bei Citalopram -2D6 stark sowie -3A4 und -2C19 mäßig, bei Mirtazapin -2D6 stark und -3A4 mäßig, bei Reboxetin -3A4 mäßig, bei Venlafaxin -2D6 stark und -3A4 mäßig. Die Dosis der ersten Substanz sollte zu Beginn der Überlappungsphase bereits niedrig sein. Für Venlafaxin ist der

Interaktionseffekt z. T. wesentlich, für Citalopram eher mäßig. Bei Mirtazapin und Reboxetin ist das Ausmaß wenig bekannt; es könnte, jedenfalls in Bezug auf die klinische Relevanz, gering sein.

Übersicht 14: Umstellung, wenn der Abbau der ersten Substanz durch Fluoxetin gehemmt wird					
Dosis ab Tag	−4	0	4	8	12
Fluoxetin	0	10	20	30	40
Citalopram	30	20	10	0	0
Mirtazapin	30	15	0–15	0	0
Reboxetin	6	4	2	0	0
Venlafaxin	112,5	75	37,5	0	0

Umstellung auf Fluvoxamin

Pharmakodynamik: Die überlappende Umstellung von anderen serotoninergen Antidepressiva (Citalopram, Fluoxetin, Mirtazapin, Paroxetin, Sertralin, Venlafaxin) auf Fluvoxamin kann in seltenen Fällen Symptome eines leichten Serotoninsyndroms bewirken.

Pharmakokinetik: Fluvoxamin ist ein starker Hemmer von -1A2 und ein mäßiger Hemmer von -3A4 und -2C19 (Letzteres spielt beim Abau von Psychopharmaka eine geringe Rolle). Plasmaspiegelerhöhungen von Substanzen, welche durch diese Enzyme metabolisiert werden, sind möglich. Der eigene Metabolismus erfolgt hauptsächlich über -1A2 und auch -2D6.

■ **Umstellung ohne wesentliche pharmakokinetische Interaktionen:** Gilt für den Wechsel von *Fluoxetin, Paroxetin, Sertralin und Venlafaxin* (Übersicht 15). Wenn die erste Substanz in der Maximaldosis gegeben wird, ist zunächst die Reduktion auf eine mittlere Dosis empfehlenswert; diese sollte ca. 4 Tage beibehalten werden. Anschließend sollte der Austausch einer niedrigen Dosis dieser Substanz gegen 50 mg Fluvoxamin erfolgen. Nach jeweils 4 Tagen tauscht man weitere Dosen aus, bis die erste Substanz ersetzt bzw. die gewünschte Fluvoxamindosis erreicht ist.

Die fluvoxaminbedingte Abbauhemmung von Mirtazapin, Paroxetin, Sertralin und Venlafaxin könnte bei einzelnen Patienten eine wesentliche Steigerung des Spiegels dieser Substanzen bewirken, nämlich bei den Patienten, die hinsichtlich -2D6-Polymorphismus langsame Metabolisierer sind. Diese Möglichkeit wird beim Antidepressivawechsel nicht weiter berücksichtigt, weil in der kurz dauernden Überlappungsphase die klinischen Konsequenzen gering bleiben.

Übersicht 15: **Umstellung auf Fluvoxamin ohne pharmakokinetische Interaktionen**					
Dosis ab Tag	–4	0	4	8	12
■ Fluvoxamin	0	50	100	100–150	150
■ Fluoxetin	40	20	10	0	0
■ Paroxetin	30	20	10	0–10	0
■ Sertralin	100	75	50	25	0
■ Venlafaxin	150	112,5	75	37,5	0

■ **Umstellung bei potenziell starken pharmakokinetischen Interaktionen: Abbau der ersten Substanz wird durch Fluvoxamin gehemmt:** gilt für den Wechsel von *Citalopram, Mirtazapin und Reboxetin* (Übersicht 16). Fluoxamin hemmt bei Citalopram -2C19 stark und -3A4 mäßig, bei Mirtazapin -1A2 stark und -3A4 mäßig und bei Reboxetin -3A4 mäßig. Das Ausmaß der Interaktionen ist nicht genau bekannt, es könnte, jedenfalls in Bezug auf die klinischen Konsequenzen, eher gering sein. Trotzdem sollte die Dosis der ersten Substanz zu Beginn der Überlappungsphase bereits niedrig sein.

Übersicht 16: Umstellung, wenn der Abbau der ersten Substanz durch Fluvoxamin gehemmt wird					
Dosis ab Tag	–4	0	4	8	12
■ Fluvoxamin	0	50	100	100–150	150
■ Citalopram	30	20	10	0	0
■ Mirtazapin	30	15	0–15	0	0
■ Reboxetin	6	4	2	0	0

Umstellung auf Mirtazapin

■ **Pharmakodynamik:** Die überlappende Umstellung von anderen serototoninergen Antidepressiva (Citalopram, Fluoxetin, Fluvoxamin, Paroxetin, Sertralin, Venlafaxin) kann in seltenen Fällen Symptome eines leichten Serotoninsyndroms bewirken.

■ **Pharmakokinetik:** Mirtazapin verursacht kaum pharmakokinetische Interaktionen. Die Substanz wird durch -2D6,

-3A4 und -1A2 metabolisiert. Die Hemmung eines Enzyms bewirkt kaum eine wesentliche Spiegelerhöhung, dies ist jedoch bei Hemmung mehrerer Enzyme möglich.

Wird Fluvoxamin auf Mirtazapin umgestellt, könnte die fluvoxaminbedingte Abbauhemmung von Mirtazapin (-3A4 und -1A2) bei einzelnen Patienten eine wesentliche Steigerung des Mirtazapinspiegels bewirken, nämlich bei den Patienten, die hinsichtlich -2D6-Polymorphismus langsame Metabolisierer sind. Diese Möglichkeit wird beim Antidepressivawechsel nicht weiter berücksichtigt, weil in der kurz dauernden Überlappungsphase die klinischen Konsequenzen gering bleiben.

■ **Umstellung ohne wesentliche pharmakokinetische Interaktionen:** gilt für den Wechsel von *Citalopram, Paroxetin, Reboxetin, Sertralin und Venlafaxin* (Übersicht 17). Wenn die erste Substanz in der Maximaldosis gegeben wird, ist zunächst die Reduktion auf eine mittlere Dosis empfehlenswert; diese sollte ca. 4 Tage beibehalten werden. Anschließend sollte der Austausch einer niedrigen Dosis dieser Substanz gegen 15 mg Mirtazapin erfolgen. Nach jeweils 4 Tagen tauscht man weitere Dosen aus, bis die erste Substanz ersetzt bzw. die gewünschte Mirtazapindosis erreicht ist.

Übersicht 17: Umstellung auf Mirtazapin ohne pharmakokinetische Interaktionen

Dosis ab Tag	−4	0	4	8	12
Mirtazapin	0	15	30	30–45	30–45
Citalopram	40	30	20	10	0
Paroxetin	30	20	10	0–10	0
Reboxetin	8	6	4	2	0
Sertralin	100	75	50	25	0
Venlafaxin	150	112,5	75	37,5	0

Umstellung bei potenziell starken pharmakokinetischen Interaktionen: erste Substanz hemmt Abbau von Mirtazapin: gilt für den Wechsel von *Fluoxetin und Fluvoxamin* (Übersicht 18). Fluoxetin hemmt -2D6 stark und -3A4 mäßig, Fluvoxamin -1A2 stark und -3A4 mäßig. Das Ausmaß der Interaktionen ist nicht genau bekannt. Es könnte, jedenfalls in Bezug auf die klinischen Konsequenzen, eher gering sein. Trotzdem ist eine vorsichtige Steigerung der Mirtazapindosis indiziert. Ein besonders rasches Absetzen der SSRI ist nicht sinnvoll, weil man damit SSRI-Entzugssymptome auslösen könnte.

Übersicht 18: Umstellung, wenn die erste Substanz den Abbau von Mirtazapin hemmt

Dosis ab Tag	−4	0	4	8	12
Mirtazapin	0	7,5	15	30	30–45
Fluoxetin	40	20	10	0	0
Fluxoxamin	150	100	50	0	0

Umstellung auf Paroxetin

Pharmakodynamik: Die überlappende Umstellung von serotoninergen Antidepressiva (Citalopram, Fluoxetin, Fluvoxamin, Mirtazapin, Sertralin, Venlafaxin) auf Paroxetin kann in seltenen Fällen Symptome eines leichten Serotoninsyndroms bewirken.

Pharmakokinetik: Paroxetin ist ein starker Hemmer von -2D6. Plasmaspiegelsteigerungen von Substanzen, die durch dieses Enzym metabolisiert werden, sind möglich. Der eigene Abbau erfolgt über -2D6 und -3A4. Die Hemmung eines Enzyms bewirkt kaum eine wesentliche Spiegelerhöhung; dies ist jedoch bei Hemmung beider Enzyme möglich.

Bei Gabe von -2D6-Hemmern (Fluoxetin) dürfte keine wesentliche zusätzliche Hemmung des Paroxetinabbaus resultieren. Wird Fluvoxamin auf Paroxetin umgestellt, könnte die fluvoxaminbedingte Abbauhemmung (-3A4) bei einzelnen Patienten eine wesentliche Steigerung des Paroxetinspiegels bewirken, nämlich bei den Patienten, die hinsichtlich -2D6-Polymorphismus langsame Metabolisierer sind. Diese Möglichkeit wird beim Antidepressivawechsel nicht weiter berücksichtigt, weil in der kurz dauernden Überlappungsphase die klinischen Konsequenzen gering bleiben.

Umstellung ohne wesentliche pharmakokinetische Interaktionen: gilt für den Wechsel von *Citalopram, Fluoxetin, Fluvoxamin, Mirtazapin, Reboxetin und Sertralin* (Übersicht 19). Wenn die erste Substanz in der Maximaldosis gegeben wird, ist zunächst die Reduktion auf eine mittlere Dosis empfehlenswert; diese sollte ca. 4 Tage beibehalten werden. Anschließend sollte der Austausch einer niedrigen Dosis dieser Substanz gegen 10 mg Paroxetin erfolgen. Nach jeweils 4 Tagen tauscht man weitere Dosen aus, bis die erste Substanz ersetzt bzw. die gewünschte Paroxetindosis erreicht ist.

Übersicht 19: **Umstellung auf Paroxetin ohne pharmakokinetische Interaktionen**

Dosis ab Tag	−4	0	4	8	12
■ Paroxetin	0	10	20	30	30–40
■ Citalopram	40	30	20	10	0
■ Fluoxetin	40	20	10	0	0
■ Fluvoxamin	150	100	50	0–50	0
■ Mirtazapin	30	15	15	0	0
■ Reboxetin	8	6	4	2	0
■ Sertralin	100	75	50	25	0

■ **Umstellung bei potenziell starken pharmakokinetischen Interaktionen: Abbau der ersten Substanz wird durch Paroxetin gehemmt:** gilt für den Wechsel von *Venlafaxin* (Übersicht 20). Paroxetin hemmt -2D6 stark, was den hauptsächlichen Abbauweg von Venlafaxin darstellt. Die Venlafaxindosis sollte zu Beginn der Überlappungsphase bereits niedrig sein.

Übersicht 20: **Umstellung, wenn der Abbau der ersten Substanz durch Paroxetin gehemmt wird**					
Dosis ab Tag	–4	0	4	8	12
Paroxetin	0	10	20	30	30–40
Venlafaxin	112,5	75	37,5	0	0

Umstellung auf Reboxetin

Pharmakodynamik: Die überlappende Umstellung auf Reboxetin kann leicht vermehrte Antidepressivanebenwirkungen hervorrufen.

Pharmakokinetik: Reboxetin verursacht kaum pharmakokinetische Interaktionen. Die Substanz wird durch -3A4 metabolisiert. Hemmer dieses Enzyms können einen Anstieg des Reboxetinspiegels bewirken.

Umstellung ohne wesentliche pharmakokinetische Interaktionen: gilt für den Wechsel von *Citalopram, Mirtazapin, Paroxetin, Sertralin und Venlafaxin* (Übersicht 21). Wenn die erste Substanz in der Maximaldosis gegeben wird, ist zunächst die Reduktion auf eine mittlere Dosis empfehlenswert; diese sollte ca. 4 Tage beibehalten werden. Anschließend sollte der Austausch einer niedrigen Dosis dieser Substanz gegen 2 mg Reboxetin erfolgen. Nach jeweils 4 Tagen tauscht man weitere Dosen aus, bis die erste Substanz ersetzt bzw. die gewünschte Reboxetindosis erreicht ist.

Übersicht 21: Umstellung auf Reboxetin ohne pharmakokinetische Interaktionen

Dosis ab Tag	−4	0	4	8	12
■ Reboxetin	0	2	4	6	8
■ Citalopram	40	30	20	10	0
■ Mirtazapin	30	15	15	0	0
■ Paroxetin	30	20	10	0–10	0
■ Sertralin	100	75	50	25	0
■ Venlafaxin	150	112,5	75	37,5	0

■ Umstellung bei potenziell starken pharmakokinetischen Interaktionen: erste Substanz hemmt Abbau von Reboxetin: gilt für den Wechsel von *Fluoxetin und Fluvoxamin* (Übersicht 22). Beide hemmen -3A4 mäßig. Das Ausmaß der Interaktionen ist nicht genau bekannt; es könnte, jedenfalls in Bezug auf die klinischen Konsequenzen, eher gering sein. Trotzdem ist eine vorsichtige Steigerung der Reboxetindosis angezeigt. Ein besonders rasches Absetzen der SSRI ist nicht sinnvoll, weil man damit SSRI-Entzugssymptome auslösen könnte.

Übersicht 22: Umstellung, wenn die erste Substanz den Abbau von Reboxetin hemmt

Dosis ab Tag	−4	0	4	8	12
■ Reboxetin	0	2	4	4	8
■ Fluoxetin	40	20	10	0	0
■ Fluxoxamin	150	100	50	0	0

Umstellung auf Sertralin

Pharmakodynamik: Die überlappende Umstellung von serotoninergen Antidepressiva (Citalopram, Fluoxetin, Fluvoxamin, Mirtazapin, Paroxetin, Venlafaxin) auf Sertralin kann in seltenen Fällen Symptome eines leichten Serotoninsyndroms bewirken.

Pharmakokinetik: Sertralin verursacht nur begrenzt pharmakokinetische Interaktionen. Lediglich in hoher Dosis (200 mg tgl.) ist eine wesentliche -2D6-Hemmung möglich. Die Substanz wird durch -2D6 und -3A4 metabolisiert. Die Hemmung eines Enzyms bewirkt kaum eine wesentliche Spiegelerhöhung; dies ist jedoch bei Hemmung beider Enzyme möglich.

Wird Fluvoxamin auf Sertralin umgestellt, könnte die fluvoxaminbedingte Abbauhemmung von Sertralin (-3A4) bei einzelnen Patienten eine wesentliche Steigerung des Sertralinspiegels bewirken, nämlich bei den Patienten, die hinsichtlich -2D6-Polymorphismus langsame Metabolisierer sind. Diese Möglichkeit wird beim Antidepressivawechsel nicht weiter berücksichtigt, weil in der kurz dauernden Überlappungsphase die klinischen Konsequenzen gering bleiben.

Umstellung ohne wesentliche pharmakokinetische Interaktionen: gilt für den Wechsel von *Citalopram, Fluvoxamin, Mirtazapin, Paroxetin, Reboxetin, Sertralin und Venlafaxin* (Übersicht 23). Wenn die erste Substanz in der Maximaldosis gegeben wird, ist zunächst die Reduktion auf eine mittlere Dosis empfehlenswert; diese sollte ca. 4 Tage beibehalten werden. Anschließend sollte der Austausch einer niedrigen Dosis dieser Substanz gegen 25 mg Sertralin erfolgen. Nach jeweils 4 Tagen tauscht man weitere Dosen aus, bis die erste Substanz ersetzt bzw. die gewünschte Sertralindosis erreicht ist.

Übersicht 23: **Umstellung auf Sertralin ohne pharmakokinetische Interaktionen**					
Dosis ab Tag	**−4**	**0**	**4**	**8**	**12**
Sertralin	0	25	50	75	100
Citalopram	40	30	20	10	0
Fluoxamin	150	100	50	0–50	0
Mirtazapin	30	15	15	0	0
Paroxetin	30	20	10	0–10	0
Reboxetin	8	6	4	2	0
Venlafaxin	150	112,5	75	37,5	0

Umstellung bei potenziell starken pharmakokinetischen Interaktionen: erste Substanz hemmt Abbau von Sertralin: Gilt für den Wechsel von *Fluoxetin* (Übersicht 24). Dieses hemmt -2D6 stark sowie -3A4 mäßig. Eine vorsichtige Steigerung der Sertralindosis und ein eher rasches Absetzen von Fluoxetin sind indiziert. Fluoxetin ist lang wirksam bzw. hat lang wirksame Metaboliten.

Übersicht 24: **Umstellung, wenn die erste Substanz den Abbau von Sertralin hemmt**					
Dosis ab Tag	**−4**	**0**	**4**	**8**	**12**
Sertralin	0	25	50	50	75–100
Fluoxetin	40	20	0–10	0	0

Umstellung auf Venlafaxin

■ **Pharmakodynamik:** Die überlappende Umstellung von serotoninergen Antidepressiva (Citalopram, Fluoxetin, Fluvoxamin, Mirtazapin, Paroxetin, Sertralin) auf Venlafaxin kann in seltenen Fällen Symptome eines leichten Serotoninsyndroms bewirken.

■ **Pharmakokinetik:** Venlafaxin verursacht kaum pharmakokinetische Interaktionen. Die Substanz wird hauptsächlich durch -2D6, metabolisiert, daneben durch -3A4. Vor allem Hemmer von -2D6 können eine Erhöhung des Venlafaxinplasmaspiegels bewirken.

Wird Fluvoxamin auf Venlafaxin umgestellt, könnte die -3A4-bedingte Abbauhemmung von Venlafaxin bei einzelnen Patienten eine wesentliche Steigerung des Venlafaxinspiegels bewirken, nämlich bei den Patienten, die hinsichtlich -2D6-Polymorphismus langsame Metabolisierer sind. Diese Möglichkeit wird beim Antidepressivawechsel nicht weiter berücksichtigt, weil in der kurz dauernden Überlappungsphase die klinischen Konsequenzen gering bleiben.

■ **Umstellung ohne wesentliche pharmakokinetische Interaktionen:** gilt für den Wechsel von *Citalopram, Fluvoxamin, Mirtazapin, Reboxetin und Sertralin* (Übersicht 25). Wenn die erste Substanz in der Maximaldosis gegeben wird, ist zunächst die Reduktion auf eine mittlere Dosis empfehlenswert; diese sollte ca. 4 Tage beibehalten werden. Anschließend sollte der Austausch einer niedrigen Dosis dieser Substanz gegen 37,5 mg Venlafaxin erfolgen. Nach jeweils 4 Tagen tauscht man weitere Dosen aus, bis die erste Substanz ersetzt bzw. die gewünschte Venlafaxindosis erreicht ist.

Übersicht 25: **Umstellung auf Venlafaxin ohne pharmakokinetische Interaktionen**

Dosis ab Tag	−4	0	4	8	12
■ Venlafaxin	0	37,5	75	112,5	150
■ Citalopram	40	30	20	10	0
■ Fluvoxamin	150	100	50	0–50	0
■ Mirtazapin	30	15	15	0	0
■ Reboxetin	8	6	4	2	0
■ Sertralin	100	75	50	25	0

■ **Umstellung bei potenziell starken pharmakokinetischen Interaktionen: erste Substanz hemmt Abbau von Venlafaxin:** gilt für den Wechsel von *Fluoxetin und Paroxetin* (Übersicht 26). Fluoxetin bzw. seine Metaboliten hemmen -2D6 stark sowie -3A4 mäßig, Paroxetin hemmt nur -2D6. Eine vorsichtige Steigerung der Venlafaxindosis und ein eher rasches Absetzen der ersten Substanz, besonders von Fluoxetin, ist angebracht. Fluoxetin ist lang wirksam bzw. hat lang wirksame Metaboliten.

Übersicht 26: **Umstellung, wenn die erste Substanz den Abbau von Venlafaxin hemmt**

Dosis ab Tag	−4	0	4	8	12
■ Venlafaxin	0	37,5	75	75	112,5–150
■ Fluoxetin	40	20	0	0	0
■ Paroxetin	30	20	10	0	0

Sonderfall Bupropion

Allgemeines: Bupropion ist ein modernes Antidepressivum vom Typ der NDRI. Die Substanz ist insgesamt gut verträglich, weist jedoch im Gegensatz zu den anderen modernen Antidepressiva einen gewissen prokonvulsiven Effekt auf, der besonders in hoher Dosis zu beachten ist.

Umstellung auf Bupropion: Eine überlappende Umstellung von allen modernen Antidepressiva ist möglich. Man gibt in der ersten Woche 150 mg Bupropion tgl. zu einer noch mittelhohen bis niedrigen Dosis des ersten Antidepressivums, welches dann progressiv abgesetzt wird. Ab der zweiten Woche wird die Bupropiondosis auf 300 mg tgl. erhöht. Bei Umstellung von Venlafaxin sollte dieses zu Beginn der Überlappungsphase wegen -2D6-Hemmung bereits niedrig dosiert sein (≤112,5 mg tgl.).

Umstellung von Bupropion: In der Überlappungsphase gibt man noch 150 mg Bupropion während 4-7 Tagen, während die Dosis des zweiten Antidepressivums progressiv erhöht wird. Behandlungen mit Venlafaxin sollten niedrigdosiert (37,5 mg tgl.) begonnen werden.

Pharmakodynamik: Weil die prokonvulsive Wirkung der anderen modernen Antidepressiva sehr niedrig ist, bestehen bei überlappender Umstellung keine besonderen Risiken.

Pharmakokinetik: Bupropion wird durch CYP-450-2B6 abgebaut, ein Enzym, welches beim Metabolismus anderer Psychopharmaka keine Rolle spielt und durch andere Psychopharmaka auch nicht gehemmt wird. Störende pharmakokinetische Interaktionen sind also nicht zu erwarten. Andererseits ist Bupropion ein Hemmer von -2D6 und kann die Plasmakonzentration anderer Antidepressiva (z. B. Venlafaxin, s. oben) erhöhen.

Sonderfall Moclobemid

Allgemeines: Dieser reversible Hemmer der MAO-A weist im Vergleich zu den klassischen MAO-Hemmern große Vorteile hinsichtlich Nebenwirkungen und Interaktionen auf. Nichtsdestoweniger soll die gleichzeitige Gabe mit anderen modernen Antidepressiva vermieden werden.

Umstellen auf Moclobemid: Eine überlappende Umstellung von anderen modernen Antidepressiva auf Moclobemid ist wegen pharmakodynamischer Interaktionen kontraindiziert. Die erste Substanz muss im Wesentlichen eliminiert sein. Dies bedeutet, dass das erste Antidepressivum zuletzt in einer niedrigen Dosis gegeben wird und man nach dem Absetzen noch ca. eine Woche bis zum Beginn der Moclobemidtherapie zuwartet. Einige Tage sind für die allermeisten Fälle ausreichend, man muss aber auch die Möglichkeit miteinbeziehen, dass ein Patient ein Antidepressivum sehr langsam metabolisiert. Bei Fluoxetin, welches sehr langsam aus dem Körper eliminiert wird, muss das medikamentenfreie Intervall mindestens 2 Wochen betragen. Die Reihenfolge Fluoxetin – Moclobemid sollte man wenn möglich überhaupt vermeiden. Bei tendenziell rascher Umstellung von anderen Antidepressiva auf Moclobemid soll man dieses zunächst in einer Testdosis von 75 mg geben und am nächsten Tag auf nicht mehr als 2-mal 75 mg tgl. steigern.

■ **Umstellen von Moclobemid:** Eine überlappende Umstellung ist auch hier kontraindiziert. Wegen der kurzen Halbwertszeit von Moclobemid ist der Medikationswechsel von einem Tag auf den anderen Tag im Prinzip möglich. Oft wird aber aus Gründen genereller Vorsicht ein antidepressivafreies Intervall von einigen Tagen eingehalten.

■ **Pharmakodynamik:** Moclobemid kann bei Gabe mit serotoninergen Antidepressiva zu einem Serotoninsyndrom führen, welches in Einzelfällen lebensgefährlich sein kann. Aus diesem Grunde ist die gleichzeitige Verabreichung kontraindiziert. Auch mit Noradrenalinwiederaufnahmehemmern wie Reboxetin sind schwere Nebenwirkungen möglich.

■ **Pharmakokinetik:** Diese spielt hier keine Rolle, soll doch eine überlappende Gabe vermieden werden. Moclobemid wird u.a. durch -2D6 und -2C19 metabolisiert und ist ein mäßiger Hemmer von -2D6.

4 Antidepressiva kombinieren

Gründe für Kombinationsbehandlungen

Man kann mehrere Situationen anführen, in welchen Kombinationsbehandlungen von Antidepressiva gerechtfertigt sind (Übersicht 27).

> **Übersicht 27: Kombination von Antidepressiva**
>
> - Zugabe eines zweiten Antidepressivums bei ungenügender Wirksamkeit des ersten
> - Zugabe eines zweiten Antidepressivums, weil erstes infolge Nebenwirkungen nicht höher dosiert werden kann
> - Beeinflussung der Nebenwirkungen des ersten Antidepressivums durch ein zweites
> - Zweites Antidepressivum als schlafförderndes Mittel
> - Zeitgewinn durch Kombinationstherapie statt zweiter Monotherapie

■ **Wirkungsverstärkung:** Versuche von Kombinationstherapien zur Effizienzsteigerung gehen auf die 70er Jahre zurück. Bekannt war das Kielholz-Schema, welches in der Kombination des Serotoninwiederaufnahmehemmers Clomipramin (Anafranil®) und des Noradrenalinwiederaufnahmehemmers Maprotilin (Ludiomil®) bestand. Grundprinzip war die Gabe von 2 Substanzen mit unterschiedlichem Wirkungsmechanismus, welche zu einem synergistischen Effekt führen sollte. Später wurde besonders in den USA die Kombination des SSRI Fluoxetin mit dem Noradrenalinwiederaufnahmehemmer Desipramin praktiziert. Bis zu einer im Jahre 2000 publizierten Studie (s. unten) wurden wahrscheinlich über Kombinationstherapien nie kontrollierte Untersuchungen durchgeführt.

Kombinationstherapien mit modernen Antidepressiva werden erst bei ungenügender Effizienz einer Monotherapie durch Zugabe der zweiten Substanz und nicht wie beim Kielholz-Schema schon primär gegeben.

Eine pharmakologisch sinnvolle Kombination stellt die Gabe von SSRI und des sNARI Reboxetin dar, weil daraus ein dualer Wirkungsmechanismus resultiert. Allerdings weist der SNRI Venlafaxin für sich allein diese duale Wirkung auf, sodass sich Kombinationen von SSRI mit Reboxetin erst bei Versagen einer SNRI-Therapie empfehlen.

Zudem erscheint die Kombination des präsynaptischen Alpha2-Antagonisten Mirtazapin, welcher die Serotonin- und Noradrenalinfreisetzung verstärkt, mit SSRI gerechtfertigt. In einer kontrollierten Studie war die Kombination von Paroxetin mit Mirtazapin wirksamer als jede der beiden Monotherapien. Auch die gemeinsame Gabe von Mirtazapin und Reboxetin erscheint zur Noradrenalinverstärkung gerechtfertigt, wobei die diesbezügliche praktische Erfahrung noch begrenzt ist.

Auch sollte die Kombination von Mirtazapin mit Venlafaxin erfolgversprechend sein. Beide Substanzen weisen einen dualen, jedoch in der Art unterschiedlichen Wirkungsmechanismus auf.

Übersicht 28: **Pharmakologisch sinnvolle Kombinationen von Antidepressiva**		
■ Mirtazapin	und	SSRI
		Venlafaxin
		Reboxetin
■ SSRI	und	Reboxetin

■ **Unsicherheiten zur Frage der Wirkungsverstärkung bei Kombinationsbehandlung:** Obwohl die Kombination von Antidepressiva zur Wirkungsverstärkung plausibel und empfehlenswert erscheint, so ist nochmals zu betonen, dass es sich um ein in kontrollierten Studien wenig dokumentiertes Vorgehen handelt.

■ **Zugabe eines zweiten Antidepressivums, wenn erstes infolge Nebenwirkungen nicht höher dosiert werden kann:** Wenn bei einer partiell wirksamen Monotherapie unter niedriger bis mittlerer Dosierung erhebliche Nebenwirkungen auftreten, kann es sinnvoll sein eine zweite Substanz mit anderem Nebenwirkungsspektrum hinzuzugeben.

■ **Beeinflussung der Nebenwirkungen des ersten Antidepressivums durch ein zweites:** Wenn typische SSRI-Nebenwirkungen wie Insomnie, Agitiertheit, Angst oder sexuelle Funktionsstörungen bestehen, kann man Substanzen mit 5-HT2-antagonistischer Komponente (v.a. Mirtazapin) hinzugeben. Der 5-HT2-Antagonismus soll diese Symptome durch eine Verminderung unerwünschter serotoninerger Aktivität vermindern.

■ **Zweites Antidepressivum zur Schlafförderung:** Bei starker Insomnie im Rahmen einer Depression werden gelegentlich sedierende Antidepressiva (v.a. Mirtazapin und das Trizyklikum Trimipramin) in niedriger Dosis dem in voller Dosis gegebenen hauptsächlichen Antidepressivum hinzugefügt. Dies kann zu einer Verbesserung der Schlafstörung führen.

■ **Zeitgewinn durch Kombinationstherapie statt zweiter Monotherapie:** Wenn ein Patient auf ein Antidepressivum nicht ausreichend anspricht, kann man durch Zugabe einer zweiten Substanz die Zeit der Umstellung einsparen.

Pharmakodynamische Interaktionen

Nebenwirkungen zweier Antidepressiva wie Sedation, Tremor oder Appetitsteigerung können sich addieren. Zudem ist bei gleichzeitiger Verabreichung von Substanzen, die serotoninerge Funktionen verstärken, ein *Serotoninsyndrom* möglich (Übersicht 29). Ein schweres Serotoninsyndrom tritt praktisch nur bei Kombination von MAO-Hemmern mit Antidepressiva, v.a. solchen mit serotoninerger Komponente, auf. Sonst kommt ein schweres Serotoninsyndrom, abgesehen von Raritäten der Weltliteratur, nicht vor. Nebenwirkungen im Sinne eines leichten Serotoninsyndroms sind jedoch möglich sowohl bei Monotherapie als auch bei Kombinationstherapie mit Substanzen, die serotoninerge Funktionen verstärken.

> **Übersicht 29: Serotoninsyndrom**
>
> **Leichtes**
> - Unruhe Agitiertheit, Angst
> - Tremor, Myoklonien
> - Schwitzen
> - Tachykardie
> - Temperatursteigerung
>
> **Schweres**
> - Hypertonus, Rigor, Rhabdomyolyse
> - Hyperthermie
> - u. U. Koma und Tod

Bei Gabe zweier Substanzen, welche die noradrenerge Übertragung verstärken, wurden Symptome einer adrenergen Stimulation befürchtet, welche sich in Form von Tachykardie, Blutdruckerhöhung, Tremor, Unruhe, Angst, Insomnie u. a. ausdrücken könnten. Die Erfahrung hat gezeigt, dass solche Effekte in der Praxis kaum auftreten.

Pharmakokinetische Interaktionen

Hier sind die durch das CYP-450 vermittelten Wechselwirkungen von Bedeutung. Einige moderne Antidepressiva sind, wie erwähnt, starke Hemmer von Enzymen des CYP-450 (s. Übersicht 6). In der Psychopharmakologie spielen nur 3 CYP-450-Enzyme eine wichtige Rolle: -1A2, -2D6 und -3A4.

Wird bei einer Kombinationstherapie ein Antidepressivum gegeben, welches ein Hemmer von Enzymen des

CYP-450 ist, können wesentliche Plasmaspiegelsteigerungen des anderen Antidepressivums resultieren. In Anbetracht der niedrigen Toxizität der modernen Antidepressiva bleibt jedoch die klinische Bedeutung dieses Effekts meist beschränkt.

Der genetische Polymorphismus von Enzymen des CYP-450, welcher sich klinisch in einer z. T. sehr unterschiedlichen Metabolisierungsrate manifestiert, kann im Einzelfall zu überraschenden Effekten führen. Dazu ein Beispiel: Die Mehrzahl der Antidepressiva wird durch mehr als ein Enzym des CYP-450 abgebaut, einige davon durch -2D6 und -3A4. Wird ein Enzym gehemmt, erfolgt der Abbau im Allgemeinen über den alternativen Weg. Dies ist aber nicht immer möglich. So sind bekanntlich ca. 5% der Bevölkerung langsame Hydroxylierer von -2D6. Erhalten solche Patienten einen Hemmer von -3A4, sind beide Abbauwege blockiert und es kann ein hoher Plasmaspiegel resultieren. Aus dem erwähnten Beispiel lässt sich ableiten, dass man bei Kombinationstherapien immer vermehrte Vorsicht walten lassen muss (Übersicht 30).

Übersicht 30: **Grundsätze der Kombinationsbehandlung**

- Unerwartete Interaktionen immer möglich
- Deshalb Patienten engmaschig kontrollieren
- Immer auch offizielle Fachinformation konsultieren

Dosierungen bei Kombination von Antidepressiva

Es stellt sich die Frage, bis zu welcher Dosis die beiden kombiniert verabreichten Antidepressiva gegeben werden können. Bei guter Verträglichkeit beider Substanzen kann man auch die Maximaldosen einsetzen, wenn keine pharmakokinetischen Interaktionen zu erwarten sind.

Hinsichtlich Aufdosierung der zweiten Substanz sowie Interaktionspotenzial der einzelnen Substanzen s. Kap. „Antidepressiva wechseln".

Besondere Vorsichtsmaßnahmen hinsichtlich somatischer Sicherheit bei Kombination von Antidepressiva?

Wie schon erwähnt, zeichnen sich die modernen Antidepressiva durch eine gute Verträglichkeit auch in hoher Dosis aus. Ausgehend von dieser Tatsache und der heute sehr umfassenden Erfahrung mit diesen Substanzen kann festgestellt werden, dass keine besonderen Vorsichtsmaßnahmen hinsichtlich somatischer, z. B. hepatischer, renaler oder kardialer Funktionen nötig sind. Solche sind nur bei vorbestehenden Organschäden in Betracht zu ziehen. Auch in der somatischen Medizin trifft man bei Kombinationsbehandlungen keine besonderen Vorsichtsmaßnahmen, solange nicht konkrete Gründe dafür vorliegen.

Basis der gegebenen Empfehlungen

Wie schon im Kap. zum Antidepressivawechsel wird hier nochmals konstatiert, dass die folgenden Feststellungen, insbesondere auch diejenigen zur Vermeidung von störenden Interaktionen, sich im Wesentlichen aus allgemeinen

Kenntnissen über Antidepressiva sowie der klinischen Erfahrung ableiten und dass systematische Untersuchungen weitgehend fehlen.

5 Antidepressiva kombinieren von A bis Z

Citalopram und Fluoxetin

Therapiechancen: Von der Kombination ist kein spezieller Effekt zu erwarten, weil beide Substanzen den gleichen SSRI-Wirkungsmechanismus aufweisen.

Pharmakodynamik: Vermehrte Antidepressivanebenwirkungen und in seltenen Fällen ein leichtes Serotoninsyndrom können auftreten.

Pharmakokinetik: Eine Steigerung des Citalopramspiegels ist wegen der fluoxetinbedingten -2D6-, -3A4- und -2C19-Hemmung möglich. Sofern die beiden Antidepressiva überhaupt gemeinsam gegeben werden, sollte man hohe Citalopramdosen vermeiden oder dann Plasmaspiegelkontrollen in Erwägung ziehen. Die Kombination soll wegen fehlender pharmakologischer Rechtfertigung in der Regel vermieden werden.

Citalopram und Fluvoxamin

Therapiechancen: Von der Kombination ist im Allgemeinen kein spezieller Effekt zu erwarten, weil beide Substanzen den gleichen SSRI-Wirkungsmechanismus aufweisen. Eine Steigerung des Citalopramspiegels ist wegen fluvoxaminbedingter -3A4- und 2C19-Hemmung möglich. Dabei erhöht sich der Anteil des antidepressiv aktiven S-Citalopram im Vergleich zum inaktiven R-Isomeren. Dies kann sich in Einzelfällen therapeutisch günstig auswirken.

Pharmakodynamik: Vermehrte Antidepressivanebenwirkungen und in seltenen Fällen ein leichtes Serotoninsyndrom können auftreten.

Pharmakokinetik: Wie erwähnt, ist eine Erhöhung des Citalopramspiegels wegen der Hemmung o.g. Enzyme möglich. Citalopram wird noch durch einen alternativen Weg abgebaut. Die Kombination der beiden SSRI ist aus wissenschaftlicher Sicht interessant, in der klinischen Routine jedoch tendenziell problematisch. Man sollte hohe Citalopramdosen vermeiden oder Plasmaspiegelkontrollen durchführen.

Citalopram und Mirtazapin

Therapiechancen: Die Kombination kann, ausgehend von biochemisch-pharmakologischen Überlegungen, sinnvoll sein, weil die serotoninerge Übertragung verstärkt wird. Citalopram steigert die Serotoninkonzentration an der Synapse durch Wiederaufnahmehemmung, Mirtazapin durch erhöhte präsynaptische Freisetzung. Mirtazapin bewirkt als Antidepressivum mit dualem Wirkungsmechanismus zudem eine Verstärkung der noradrenergen Übertragung.

Pharmakodynamik: Vermehrte Antidepressivanebenwirkungen und in seltenen Fällen ein leichtes Serotoninsyndrom können auftreten.

Pharmakokinetik: Es sind keine Interaktionen zu erwarten. Die Kombination ist unproblematisch.

Citalopram und Paroxetin

Therapiechancen: Von der Kombination ist kein spezieller Effekt zu erwarten, weil beide Substanzen den gleichen SSRI-Wirkungsmechanismus aufweisen.

Pharmakodynamik: Vermehrte Antidepressivanebenwirkungen und sehr selten ein leichtes Serotoninsyndrom können auftreten.

Pharmakokinetik: Eine leichte Steigerung des Citalopramspiegels ist infolge der paroxetinbedingten -2D6-Hemmung möglich. Citalopram wird auch durch alternative Wege abgebaut. Wenngleich die Kombination unproblematisch ist, soll sie wegen fehlender pharmakologischer Rechtfertigung in der Regel vermieden werden.

Citalopram und Reboxetin

Therapiechancen: Die Kombination kann, ausgehend von biochemisch-pharmakologischen Überlegungen, sinnvoll sein. Citalopram ist ein SSRI, Reboxetin ein sNARI. Beide Substanzen gemeinsam ergeben einen dualen Wirkungsmechanismus, wie er bei Venlafaxin besteht. Diese Substanz ist primär einzusetzen, wenn man ein solches duales Prinzip anwenden will.

Pharmakodynamik: Vermehrte Antidepressivanebenwirkungen können auftreten.

Pharmakokinetik: Es sind keine Interaktionen zu erwarten. Die Kombination ist unproblematisch.

Citalopram und Sertralin

Therapiechancen: Von der Kombination ist kein spezieller Effekt zu erwarten, weil beide Substanzen den gleichen SSRI-Wirkungsmechanismus aufweisen.

Pharmakodynamik: Vermehrte Antidepressivanebenwirkungen und in seltenen Fällen ein leichtes Serotoninsyndrom können auftreten.

Pharmakokinetik: Es sind keine Interaktionen zu erwarten. Die Kombination soll wegen fehlender pharmakologischer Rechtfertigung in der Regel vermieden werden.

Citalopram und Venlafaxin

Therapiechancen: Von der Kombination ist kein spezieller Effekt zu erwarten, weil beide Substanzen eine SSRI-Komponente aufweisen, Venlafaxin bei dualem Wirkungsmechanismus mit zusätzlicher NA-Wiederaufnahmehemmung. Bei Venlafaxin überwiegt der SSRI- im Vergleich zum NA-Effekt. Durch die Kombination tritt eine Verstärkung der SSRI-Komponente ein.

Pharmakodynamik: Vermehrte Antidepressivanebenwirkungen und in seltenen Fällen ein leichtes Serotoninsyndrom können auftreten.

Pharmakokinetik: Es sind keine Interaktionen zu erwarten. Die Kombination soll wegen fehlender pharmakologischer Rechtfertigung in der Regel vermieden werden.

Fluoxetin und Fluvoxamin

Therapiechancen: Von der Kombination ist kein spezieller Effekt zu erwarten, weil beide Substanzen den gleichen SSRI-Wirkungsmechanismus aufweisen.

Pharmakodynamik: Vermehrte Antidepressivanebenwirkungen und in sehr seltenen Fällen ein leichtes Serotoninsyndrom können auftreten.

Pharmakokinetik: Es sind keine relevanten Interaktionen zu erwarten. Die Kombination soll wegen fehlender pharmakologischer Rechtfertigung in der Regel vermieden werden.

Fluoxetin und Mirtazapin

■ **Therapiechancen:** Die Kombination kann, ausgehend von biochemisch-pharmakologischen Überlegungen, sinnvoll sein, weil die serotoninerge Übertragung verstärkt wird. Fluoxetin steigert die Serotoninkonzentration an der Synapse durch Wiederaufnahmehemmung, Mirtazapin durch erhöhte präsynaptische Freisetzung. Mirtazapin bewirkt als Antidepressivum mit dualem Wirkungsmechanismus zudem eine Verstärkung der noradrenergen Übertragung.

■ **Pharmakodynamik:** Vermehrte Antidepressivanebenwirkungen und in seltenen Fällen ein leichtes Serotoninsyndrom können auftreten.

■ **Pharmakokinetik:** Eine mäßige Steigerung des Mirtazapinspiegels ist wegen der fluoxetinbedingten -2D6- und -3A4-Hemmung möglich. Mirtazapin wird noch durch einen alternativen Weg abgebaut. Hohe Mirtazapindosen (>45 mg tgl.) sollten vermieden bzw. dann Plasmaspiegelkontrollen durchgeführt werden. Die Kombination ist wenig problematisch.

Fluoxetin und Paroxetin

▪ Therapiechancen: Von der Kombination ist kein spezieller Effekt zu erwarten, weil beide Substanzen den gleichen SSRI-Wirkungsmechanismus aufweisen.

▪ Pharmakodynamik: Vermehrte Antidepressivanebenwirkungen und in seltenen Fällen ein leichtes Serotoninsyndrom können auftreten.

▪ Pharmakokinetik: Eine leichte Steigerung der Plasmaspiegel beider Substanzen ist durch gegenseitige -2D6-Hemmung des Metabolismus möglich. Falls die beiden Antidepressiva überhaupt gemeinsam gegeben werden, sollen hohe Dosen vermieden werden oder es soll eine Plasmaspiegeluntersuchung der hoch dosierten Substanz durchgeführt werden. Die Kombination soll wegen fehlender pharmakologischer Rechtfertigung in der Regel vermieden werden.

 Fluoxetin und Reboxetin

▪ Therapiechancen: Die Kombination kann, ausgehend von biochemisch-pharmakologischen Überlegungen, sinnvoll sein. Fluoxetin ist ein SSRI, Reboxetin ein sNARI. Beide Substanzen gemeinsam ergeben einen dualen Wirkungsmechanismus, wie er bei Venlafaxin besteht. Diese Substanz ist primär einzusetzen, wenn man ein solches duales Prinzip anwenden will. Außerdem ist die Kombination von Reboxetin mit anderen SSRI, nämlich solchen ohne Effekt auf den Reboxetinmetabolismus (Citalopram, Paroxetin, Sertralin), im Vergleich zu Fluoxetin vorzuziehen.

■ **Pharmakodynamik:** Vermehrte Antidepressivanebenwirkungen können auftreten.

■ **Pharmakokinetik:** Eine Erhöhung des Reboxetinspiegels infolge der fluoxetinbedigten -3A4-Hemmung ist möglich. Das Ausmaß ist heute nicht genügend bekannt, dürfte jedoch eher mäßig sein. Die Kombination soll nach Möglichkeit vermieden werden. Falls sie doch durchgeführt wird, soll Reboxetin nur bis 6–8 mg tgl. dosiert werden oder es sollen Plasmaspiegelkontrollen erfolgen.

Fluoxetin und Sertralin

■ **Therapiechancen:** Von der Kombination ist kein spezieller Effekt zu erwarten, weil beide Substanzen den gleichen SSRI-Wirkungsmechanismus aufweisen.

■ **Pharmakodynamik:** Vermehrte Antidepressivanebenwirkungen und in seltenen Fällen ein leichtes Serotoninsyndrom können auftreten.

■ **Pharmakokinetik:** Eine mäßige Steigerung des Sertralinspiegels ist durch die fluoxetinbedingte -2D6- und -3A4-Hemmung möglich. Sofern die beiden Antidepressiva überhaupt gemeinsam gegeben werden, sollen hohe Sertralindosen (200 mg) vermieden oder Plasmaspiegelkontrollen durchgeführt werden. Die Kombination soll wegen fehlender pharmakologischer Rechtfertigung in der Regel vermieden werden.

Fluoxetin und Venlafaxin

Therapiechancen: Von der Kombination ist kein spezieller Effekt zu erwarten, weil beide Substanzen eine SSRI-Komponente aufweisen, Venlafaxin bei dualem Wirkungsmechanismus mit zusätzlicher NA-Wiederaufnahmehemmung. Bei Venlafaxin überwiegt der SSRI- im Vergleich zum NA-Effekt. Durch die Kombination tritt eine Verstärkung der SSRI-Komponente ein.

Pharmakodynamik: Vermehrte Antidepressivanebenwirkungen und in seltenen Fällen ein leichtes Serotoninsyndrom können auftreten.

Pharmakokinetik: Eine wesentliche Steigerung des Venlafaxinspiegels ist infolge der fluoxetinbedingten -2D6-Hemmung möglich. Dies ist der Hauptabbauweg von Venlafaxin. Sofern die beiden Antidepressiva überhaupt gemeinsam gegeben werden, soll man höhere Venlafaxindosen (>150 mg tgl.) vermeiden oder Plasmaspiegelkontrollen durchführen. Es handelt sich um eine potenziell problematische Kombination, die auch wegen fehlender pharmakologischer Rechtfertigung in der Regel vermieden werden soll.

Fluvoxamin und Mirtazapin

Therapiechancen: Die Kombination kann, ausgehend von biochemisch-pharmakologischen Überlegungen, sinnvoll sein, weil die serotoninerge Übertragung verstärkt wird. Fluvoxamin steigert die Serotoninkonzentration an der Synapse durch Wiederaufnahmehemmung, Mirtazapin durch erhöhte präsynaptische Freisetzung. Mirtazapin bewirkt als Antidepressivum mit dualem Wirkungsmechanismus zudem eine Verstärkung der noradrenergen Übertragung.

Pharmakodynamik: Vermehrte Antidepressivanebenwirkungen und in seltenen Fällen ein leichtes Serotoninsyndrom können auftreten.

Pharmakokinetik: Eine mäßige Steigerung des Mirtazapinspiegels ist wegen der fluvoxaminbedingten -1A2- und -3A4-Hemmung möglich. Mirtazapin wird noch durch einen alternativen Weg abgebaut.

Bei den vereinzelten Patienten, die hinsichtlich -2D6-Polymorphismus langsame Metabolisierer sind, bei denen dieser Abbauweg also versperrt ist, könnte die fluvoxaminbedingte Enzymhemmung zu einer wesentlichen Erhöhung des Mirtazapinspiegels führen. Zur Sicherheit sollte man daher bei Gabe hoher Mirtazapindosen (>45 mg) einmal den Plasmaspiegel bestimmen. Wegen dieser potenziellen Problematik ist die Kombination eher zu vermeiden.

Fluvoxamin und Paroxetin

Therapiechancen: Von der Kombination ist kein spezieller Effekt zu erwarten, weil beide Substanzen den gleichen SSRI-Wirkungsmechanismus aufweisen.

Pharmakodynamik: Vermehrte Antidepressivanebenwirkungen und in seltenen Fällen ein leichtes Serotoninsyndrom können auftreten.

- **Pharmakokinetik:** Es sind keine Interaktionen zu erwarten. Die Kombination soll wegen fehlender pharmakologischer Rechtfertigung in der Regel vermieden werden.

Fluvoxamin und Reboxetin

- **Therapiechancen:** Die Kombination kann, ausgehend von biochemisch-pharmakologischen Überlegungen, sinnvoll sein. Fluvoxamin ist ein SSRI, Reboxetin ein sNARI. Beide Substanzen gemeinsam ergeben einen dualen Wirkungsmechanismus, wie er bei Venlafaxin besteht. Diese Substanz ist primär einzusetzen, wenn man ein solches duales Prinzip anwenden will. Außerdem ist die Kombination von Reboxetin mit anderen SSRI, nämlich solchen ohne Effekt auf den Reboxetinmetabolismus (Citalopram, Paroxetin, Sertralin), im Vergleich zu Fluvoxamin vorzuziehen.

- **Pharmakodynamik:** Vermehrte Antidepressivanebenwirkungen können auftreten.

- **Pharmakokinetik:** Eine Erhöhung des Reboxetinspiegels ist infolge der fluvoxaminbedingten -3A4-Hemmung möglich. Das Ausmaß ist heute noch nicht genügend bekannt, dürfte jedoch eher mäßig sein. Die Kombination sollte nach Möglichkeit vermieden werden. Falls sie doch durchgeführt wird, soll Reboxetin nur bis 6–8 mg tgl. dosiert werden oder es sollen Plasmaspiegelkontrollen erfolgen.

Fluvoxamin und Sertralin

■ **Therapiechancen:** Von der Kombination ist kein spezieller Effekt zu erwarten, weil beide Substanzen den gleichen SSRI-Wirkungsmechanismus aufweisen.

■ **Pharmakodynamik:** Vermehrte Antidepressivanebenwirkungen und in seltenen Fällen ein leichtes Serotoninsyndrom können auftreten.

■ **Pharmakokinetik:** In der Regel sind keine Interaktionen zu erwarten. Jedoch könnte bei den vereinzelten Patienten, die hinsichtlich -2D6-Polymorphismus langsame Metabolisierer sind, bei denen dieser Abbauweg also versperrt ist, die fluvoxaminbedingte -3A4-Hemmung zu einer wesentlichen Erhöhung des Sertralinspiegels führen. Sofern man die beiden Antidepressiva überhaupt gemeinsam einsetzt, sollte man bei Gabe hoher Sertralindosen (200 mg tgl.) zur Sicherheit einmal den Plasmaspiegel bestimmen. Die Kombination soll wegen fehlender pharmakologischer Rechtfertigung in der Regel vermieden werden.

Fluvoxamin und Venlafaxin

■ **Therapiechancen:** Von der Kombination ist kein spezieller Effekt zu erwarten, weil beide Substanzen eine SSRI-Komponente aufweisen, Venlafaxin bei dualem Wirkungsmechanismus mit zusätzlicher NA-Wiederaufnahmehemmung. Bei Venlafaxin überwiegt der SSRI- im Vergleich zum NA-Effekt. Durch die Kombination tritt eine Verstärkung der SSRI-Komponente ein.

- **Pharmakodynamik:** Vermehrte Antidepressivanebenwirkungen und in seltenen Fällen ein leichtes Serotoninsyndrom können auftreten.

- **Pharmakokinetik:** In der Regel sind keine Interaktionen zu erwarten. Jedoch könnte bei den vereinzelten Patienten, die hinsichtlich -2D6-Polymorphismus langsame Metabolisierer sind, bei denen dieser Abbauweg also versperrt ist, die fluvoxaminbedingte -3A4-Hemmung zu einer wesentlichen Erhöhung des Venlafaxinspiegels führen. Zur Sicherheit sollte man bei Gabe hoher Venlafaxindosen (≥300 mg) einmal den Venlafaxinspiegel bestimmen. Die Kombination soll auch wegen fehlender pharmakologischer Rechtfertigung in der Regel vermieden werden.

Mirtazapin und Paroxetin

- **Therapiechancen:** Die Kombination kann, ausgehend von biochemisch-pharmakologischen Überlegungen, sinnvoll sein, weil die serotoninerge Übertragung verstärkt wird. Mirtazapin steigert die Serotoninkonzentration an der Synapse durch erhöhte präsynaptische Freisetzung, Paroxetin durch Wiederaufnahmehemmung. Mirtazapin bewirkt als Antidepressivum mit dualem Wirkungsmechanismus zudem eine Verstärkung der noradrenergen Übertragung. Die Kombination Mirtazapin – Paroxetin wurde als einzige in einer kontrollierten Studie untersucht und war dabei effizienter als jede der beiden Monotherapien.

- **Pharmakodynamik:** Vermehrte Antidepressivanebenwirkungen und in seltenen Fällen ein leichtes Serotoninsyndrom können auftreten.

Pharmakokinetik: Eine leichte bis mäßige Steigerung des Mirtazapinspiegels ist infolge der paroxetinbedingten -2D6-Hemmung möglich. Mirtazapin wird noch durch alternative Wege abgebaut. Es handelt sich um eine weitgehend unproblematische Kombination.

Mirtazapin und Reboxetin

Therapiechancen: Die Kombination kann, ausgehend von biochemisch-pharmakologischen Überlegungen, sinnvoll sein, weil die noradrenerge Übertragung verstärkt wird. Mirtazapin steigert die Noradrenalinkonzentration an der Synapse durch erhöhte präsynaptische Freisetzung, Reboxetin durch Wiederaufnahmehemmung. Mirtazapin bewirkt als Antidepressivum mit dualem Wirkungsmechanismus zudem eine Verstärkung der serotoninergen Übertragung.

Pharmakodynamik: Vermehrte Antidepressivanebenwirkungen können auftreten.

Pharmakokinetik: Es sind keine Interaktionen zu erwarten. Gemäß bisheriger begrenzter Erfahrung ist die Kombination unproblematisch.

Mirtazapin und Sertralin

Allgemeines: Die Kombination kann, ausgehend von biochemisch-pharmakologischen Überlegungen, sinnvoll sein, weil die serotoninerge Übertragung verstärkt wird. Mirtazapin steigert die serotoninerge Übertragung durch erhöhte präsynaptische Freisetzung, Sertralin durch Wiederaufnahmehemmung. Mirtazapin bewirkt als Antidepressivum mit dualem Wirkungsmechanismus zudem eine Verstärkung der noradrenergen Übertragung.

Pharmakodynamik: Vermehrte Antidepressivanebenwirkungen und in seltenen Fällen ein leichtes Serotoninsyndrom können auftreten.

Pharmakokinetik: Wenn Sertralin in niedriger bis mittelhoher Dosierung gegeben wird, sind keine Interaktionen zu erwarten. Bei hoher Sertralindosis (200 mg tgl.) kann eine relevante -2D6-Hemmung eintreten, welche jedoch nur zu einer leichten bis mäßigen Steigerung des Mirtazapinspiegels führt. Mirtazapin wird noch durch alternative Wege abgebaut. Die Kombination ist weitgehend unproblematisch.

Mirtazapin und Venlafaxin

Allgemeines: Die Kombination kann, ausgehend von biochemisch-pharmakologischen Überlegungen, sinnvoll sein. Mirtazapin steigert die serotoninerge und noradrenerge Übertragung durch erhöhte präsynaptische Freisetzung, Venlafaxin durch Wiederaufnahmehemmung. Die Kombination dieser beiden Antidepressiva mit dualem Wirkungsmechanismus wurde als besonders effizient betrachtet und als „Californian rocket fuel" (kalifornischer Raketentreibstoff) bezeichnet.

■ **Pharmakodynamik:** Vermehrte Antidepressivanebenwirkungen und in seltenen Fällen ein leichtes Serotoninsyndrom können auftreten.

■ **Pharmakokinetik:** Es sind keine Interaktionen zu erwarten. Die Kombination ist unproblematisch.

Paroxetin und Reboxetin

■ **Therapiechancen:** Die Kombination kann, ausgehend von biochemisch-pharmakologischen Überlegungen, sinnvoll sein. Paroxetin ist ein SSRI, Reboxetin ein sNARI. Die Kombination ergibt einen dualen Wirkungsmechanismus, wie er bei Venlafaxin vorhanden ist. Die Substanz ist primär einzusetzen, wenn man ein solches duales Prinzip anwenden will.

■ **Pharmakodynamik:** Vermehrte Antidepressivanebenwirkungen können auftreten.

■ **Pharmakokinetik:** Es sind keine Interaktionen zu erwarten. Die Kombination ist unproblematisch.

Paroxetin und Sertralin

■ **Therapiechancen:** Von der Kombination ist kein spezieller Effekt zu erwarten, weil beide Substanzen den gleichen SSRI-Wirkungsmechanismus aufweisen.

- **Pharmakodynamik:** Vermehrte Antidepressivanebenwirkungen und in seltenen Fällen ein leichtes Serotoninsyndrom können auftreten.

- **Pharmakokinetik:** Eine mäßige Steigerung des Sertralinspiegels ist infolge der paroxetinbedingten -2D6-Hemmung möglich. Sertralin wird noch durch einen alternativen Weg abgebaut. Es handelt sich um eine wenig problematische Kombination, die jedoch wegen fehlender pharmakologischer Rechtfertigung in der Regel vermieden werden soll.

Paroxetin und Venlafaxin

- **Therapiechancen:** Von der Kombination ist kein spezieller Effekt zu erwarten, weil beide Substanzen eine SSRI-Komponente aufweisen, Venlafaxin bei dualem Wirkungsmechanismus mit zusätzlicher NA-Komponente. Bei Venlafaxin überwiegt der SSRI- im Vergleich zum NA-Effekt. Durch die Kombination tritt eine Verstärkung der SSRI-Komponente ein.

- **Pharmakodynamik:** Vermehrte Antidepressivanebenwirkungen und in seltenen Fällen ein leichtes Serotoninsyndrom können auftreten.

- **Pharmakokinetik:** Eine wesentliche Steigerung des Venlafaxinspiegels ist infolge der paroxetinbedingten -2D6-Hemmung möglich. Dies ist der Hauptabbauweg von Venlafaxin. Sofern die beiden Antidepressiva überhaupt gemeinsam gegeben werden, soll man höhere Venlafaxindosen (>150 mg tgl.) vermeiden oder Plasmaspiegelkontrollen durchführen. Die Kombination soll wegen fehlender pharmakologischer Rechtfertigung in der Regel vermieden werden.

Paroxetin und Sertralin

Therapiechancen: Die Kombination kann, ausgehend von biochemisch-pharmakologischen Überlegungen, sinnvoll sein. Reboxetin ist ein sNARI, Sertralin ein SSRI. Die Kombination ergibt einen dualen Wirkungsmechanismus, wie er bei Venlafaxin vorhanden ist. Die Substanz ist primär einzusetzen, wenn man ein solches duales Prinzip anwenden will.

Pharmakodynamik: Vermehrte Antidepressivanebenwirkungen können auftreten.

Pharmakokinetik: Es sind keine Interaktionen zu erwarten. Die Kombination ist unproblematisch.

Paroxetin und Venlafaxin

Therapiechancen: Von der Kombination ist kein spezieller Effekt zu erwarten, weil beide Substanzen eine sNARI-Komponente aufweisen, Venlafaxin bei dualem Wirkungsmechanismus. Durch die Kombination tritt eine Verstärkung der NA-Komponente ein.

Pharmakodynamik: Vermehrte Antidepressivanebenwirkungen können auftreten.

Pharmakokinetik: Es sind keine Interaktionen zu erwarten. Die Kombination soll wegen fehlender pharmakologischer Rechtfertigung in der Regel vermieden werden.

Sertralin und Venlafaxin

Therapiechancen: Von der Kombination ist kein spezieller Effekt zu erwarten, weil beide Substanzen eine SSRI-Komponente aufweisen, Venlafaxin bei dualem Wirkungsmechanismus mit zusätzlicher NA-Wiederaufnahmehemmung. Bei Venlafaxin überwiegt der SSRI- im Vergleich zum NA-Effekt. Durch die Kombination tritt eine Verstärkung der SSRI-Komponente ein.

Pharmakodynamik: Vermehrte Antidepressivanebenwirkungen und in seltenen Fällen ein leichtes Serotoninsyndrom können auftreten.

Pharmakokinetik: Es sind kaum Interaktionen zu erwarten, wenn Sertralin niedrig bis mittelhoch dosiert wird. Bei Dosen von 200 mg tgl. ist eine relevante -2D6-Hemmung und als Folge davon eine wesentliche Steigerung des Venlafaxinspiegels möglich. Die Metabolisierung durch -2D6 ist der Hauptabbauweg von Venlafaxin. Sofern die beiden Antidepressiva überhaupt gemeinsam gegeben werden, sollten bei Gabe hoher Sertralindosen und höherer Venlafaxindosen (>150 mg tgl.) Plasmaspiegelkontrollen von Venlafaxin durchgeführt werden. Die Kombination soll wegen fehlender pharmakologischer Rechtfertigung in der Regel vermieden werden.

Sonderfall Bupropion

Im Prinzip kann Bupropion mit allen modernen Antidepressiva außer mit Moclobemid – wegen pharmakodynamischen Interaktionen – kombiniert werden. Wegen der bereits erwähnten prokonvulsiven Wirkung von Bupropion ist aber Vorsicht geboten. Patienten, welche relative Kontraindikationen einer Behandlung mit Bupropion aufweisen, wie z. B. frühere Schädel-Hirn-Traumata, sollen nach Möglichkeit nicht mit solchen Kombinationen behandelt werden.

Wegen relevanter -2D6-Hemmung soll Venlafaxin nicht hoch dosiert (≥ 300 mg) bzw. sollen Plasmaspiegelkontrollen durchgeführt werden.

Sonderfall Moclobemid

Moclobemid soll mit keinem der modernen Antidepressiva kombiniert werden, obwohl dies gemäß wissenschaftlicher Literatur immer wieder ohne wesentliche Nebenwirkungen durchgeführt wurde. Nichtsdestoweniger ist die Erfahrung zu begrenzt, um die Unbedenklichkeit solcher Kombinationen zu attestieren. Der speziell Interessierte möge sich mit der Herstellerfirma besprechen.

6 Antidepressiva augmentieren

Allgemeines

Die Augmentierung der Wirkung einer Substanz durch eine andere stellt eine spezielle Art von Synergismus dar. Dem in ausreichender Dosierung und Dauer gegebenen, aber ungenügend wirksamen Antidepressivum wird eine für sich allein nicht antidepressiv wirkende Substanz hinzugegeben, wobei dann die Kombination stimmungsaufhellend ist. In Übersicht 31 sind wichtige Augmentationsstrategien angegeben.

> **Übersicht 31: Augmentationsstrategien**
>
> - Lithium
> - Olanzapin, andere atypische Neuroleptika
> - Stimulanzien
> - Antikonvulsiva
> - T3, T4
> - Buspiron

Augmentationsstrategien haben einige Gemeinsamkeiten (Übersicht 32).

> **Übersicht 32: Gemeinsamkeiten von Augmentationsstrategien**
>
> - Ansprechen oft innerhalb von Tagen
> - Alle Antidepressiva als Vorbehandlung geeignet
> - Fehlen prädiktiver Effizienzkriterien

Nicht bei allen hier aufgeführten Therapien ist es eindeutig, ob es sich um eine Augmentierung oder einen additiven Effekt zweier für sich selbst wirksamer Substanzen handelt. Einem Teil der zugegebenen Substanzen, insbesondere Lithium, kann eine gewisse antidepressive Eigenwirkung zugesprochen werden.

Wann augmentieren?

Weil Augmentationsstrategien, insbesondere die Lithiumzugabe, im Vergleich zu Monotherapien und Kombinationstherapien mit Antidepressiva mit etwas vermehrten Nebenwirkungen verbunden sind und ihre Durchführung z.T. auch komplizierter ist, erscheinen diese Behandlungen eher für schwere Depressionen bzw. die anhaltende Therapieresistenz geeignet. Sie sind hinsichtlich Effizienz z.T. gut dokumentiert (s.u.).

7 Wichtige Augmentationsstrategien

Lithium

Allgemeines: Die Lithiumaugmentation ist gemeinsam mit der Elektrokrampfbehandlung die bestdokumentierte Behandlung der therapieresistenten Depression. Die Ansprechenswahrscheinlichkeit liegt bei 50%, die Response bleibt aber oft nur partiell.

Es spielt für den therapeutischen Effekt keine Rolle, mit welchem Antidepressivum die Vorbehandlung stattfindet. Die Lithiumaugmentation ist auch bei Behandlung mit MAO-Hemmern möglich. Unipolare und bipolare Depressionen können gleichermaßen mit diesem Verfahren behandelt werden.

Pharmakodynamik: Es sind keine speziellen unerwünschten Interaktionen zu erwarten. Obwohl die Möglichkeit eines Serotoninsyndroms wegen der Zugabe des selbst serotoninerg wirkenden Lithium zu serotoninergen Antidepressiva immer wieder erwähnt wurde, kommt diese Komplikation in der Realität praktisch nicht vor.

Pharmakokinetik: Sehr selten wurde bei Antidepressiva über eine leichte Erhöhung oder Verminderung der Lithiumclearance berichtet.

■ **Durchführung:** Die Lithiumzugabe – bei Fortführung der bisherigen antidepressiven Behandlung – kann zu einer raschen, z. T. innerhalb von 48 Stunden einsetzenden Stimmungsaufhellung führen. Man beginnt die Lithiumgabe in der vollen Dosis von ca. 24 mäq. tgl. und bestimmt nach 48 Stunden den Lithiumspiegel, der zu diesem Zeitpunkt ca. 2 Drittel des Fließgleichgewichtes entspricht. Nach 5 Tagen wird der Spiegel erneut kontrolliert. Die anzustrebende Lithiumkonzentration beträgt 0,6–0,8 mäq/l. Tritt nach 2 Wochen überhaupt keine Besserung ein, ist ein Ansprechen nicht mehr wahrscheinlich, und der Versuch kann abgebrochen werden. Bei leichter oder fraglicher Besserung soll die Therapie fortgesetzt werden.

Olanzapin

■ **Effizienz:** Gemäß einer plazebokontrollierten Studie und der klinischen Erfahrung kann die Zugabe des atypischen Neuroleptikums Olanzapin zu einer nicht erfolgreichen antidepressiven Behandlung stimmungsaufhellend wirken. Die Olanzapinzugabe weist den Vorteil ihrer einfachen Durchführung auf.

■ **Pharmakodynamik:** Besondere Interaktionen sind nicht zu erwarten.

■ **Pharmakokinetik:** Olanzapin wird z. T. via CYP-450-Enzyme abgebaut (-1A2, in geringem Maße auch -2D6), z. T. bereits initial im Sinne eines Phase-II-Metabolismus glukuronidiert. Ein wesentlicher Plasmaspiegelanstieg ist nur bei Fluvoxaminbehandlung zu erwarten. Hier sollte man die

Olanzapindosis tendenziell niedrig halten. Olanzapin beeinflusst den Metabolismus von Antidepressiva nicht.

Durchführung: Es erfolgt die Zugabe von 5–10 mg Olanzapin tgl. Höhere Dosen können erforderlich sein.

Andere atypische Neuroleptika

Die Erfahrung zeigt, dass auch die Zugabe anderer atypischer Neuroleptika, insbesondere von *Amisulprid*, 100–200 mg tgl., zur antidepressiven Therapie günstige Effekte haben kann. Amisulprid kann die QTc-Zeit verlängern, worauf bei kardial kranken Patienten bzw. bei Gabe herzwirksamer Medikamente zu achten ist. Pharmakokinetische Interaktionen mit Antidepressiva treten nicht auf. Eine Spätdyskinesie ist eine seltene, der möglichen Folgen einer längeren Amisulpridbehandlung.

Stimulanzien (Methylphenidat, Amphetamin)

Allgemeines: Methylphenidat und Amphetamin können gemäß klinischer Erfahrung bei therapieresistenter Depression als Zugabe zur antidepressiven Medikation stimmungsaufhellend wirken. Kontrollierte Studien gibt es nicht. An Nebenwirkungen kommen Nervosität, Unruhe, innere Anspannung und Schlaflosigkeit vor, jedoch eher selten. Letztere ist bei Methylphenidat geringer als bei Amphetamin (Halbwertszeit 2–3 Stunden bzw. 12 Stunden). Bei einem Teil der Patienten stellt sich nach etlichen Wochen ein Wirkungsverlust ein, sodass das Absetzen angebracht sein kann. Hie und da tritt Reizbarkeit auf. Eine Suchtentwicklung kommt sehr selten vor.

Pharmakodynamik: Eine Verstärkung adrenerger Effekte mit Tachykardie oder leichter Blutdruckerhöhung bei Gabe mit Noradrenalinwiederaufnahmehemmern (Reboxetin, Venlafaxin) kommt vereinzelt vor. Auch die Zugabe von Stimulanzien zu Moclobemid ist möglich. Bei klassischen MAO-Hemmern ist vermehrte Vorsicht angebracht.

Pharmakokinetik: Relevante Interaktionen sind nicht zu erwarten.

Durchführung: Die Therapie mit Methylphenidat wird mit 10 mg tgl. begonnen und in der Folge alle 1–2 Tage bis auf maximal 40–60 mg tgl. gesteigert, wobei nur eine Morgen- und eine Mittagsdosis gegeben wird. Der Effekt setzt sofort ein, wenn die wirksame Dosis erreicht ist. Die Initialdosis von Amphetamin beträgt 5 mg tgl., die Maximaldosis 20-30 mg tgl. Dosissteigerungen erfolgen wie bei Methylphenidat.

Antikonvulsiva

Allgemeines: Die Zugabe von *Carbamazepin* und *Valproat* im Sinne der Augmentation wurde vereinzelt versucht, wobei die Ergebnisse mäßig bis unbefriedigend waren. Diese Substanzen sind nur bei persistierender Therapieresistenz in Erwägung zu ziehen. Statt Carbamazepin kann man das hinsichtlich Nebenwirkungen und Interaktionen günstigere *Oxcarbazepin* verwenden.

Neuerdings wurde auch *Lamotrigin* als Augmentation unipolarer Depressionen gegeben, gemäß ersten Resultaten mit nicht eindeutigem Erfolg. Bei bipolarer Depression ist die antidepressive Wirkung von Lamotrigin klar belegt.

Pharmakodynamik: Diesbezüglich sind keine besonderen Wechselwirkungen zu erwarten.

Pharmakokinetik: Carbamazepin ist ein Induktor von CYP-450-Enzymen und beschleunigt den Metabolismus wahrscheinlich aller modernen Antidepressiva. Eine Dosiserhöhung des Antidepressivums ist in Erwägung zu ziehen. Andererseits wird der Metabolismus von Carbamazepin durch die -3A4-Hemmer Fluoxetin und Fluvoxamin verlangsamt. Bei diesen Kombinationen soll man die Carbamazepindosis tendenziell niedrig halten.

Bei Oxcarbazepin ist die Problematik der Enzyminduktion wesentlich geringer. Auch erfolgt sein Metabolismus nicht über -3A4.

Valproat verursacht als leichter bzw. mäßiger 3A4-Hemmer keine starken pharmakokinetischen Interaktionen. Sein Metabolismus wird durch die 3A4-Hemmer Fluoxetin und Fluvoxamin etwas verlangsamt. Bei diesen Kombinationen sind tendenziell niedrigere Valproatdosen angezeigt.

Lamotrigin bewirkt keine pharmakokinetischen Interaktionen, und sein Metabolismus bleibt durch Antidepressiva unbeeinflusst. Eine Ausnahme betrifft vielleicht Sertralin, welches den Lamotriginmetabolismus durch Hemmung von Phase-II-Enzymen verlangsamen soll. Vermehrte Vorsicht mit dieser Kombination erscheint angebracht.

Durchführung: Die Carbamazepingabe beginnt man mit 100–200 mg tgl. Dosissteigerungen erfolgen alle 3 Tage um

200 mg auf 600–800 mg tgl. Plasmaspiegelkontrollen sind vorgesehen.

Oxcarbazepin wird initial mit 150–300 mg tgl. dosiert und in der Folge alle 2 Tage um 150 mg auf 900–1500 mg tgl. gesteigert.

Valproat gibt man zunächst in der Dosis von 300 mg tgl. und erhöht dann diese alle 3 Tage um 300 mg bis auf 900–1200 mg tgl. Plasmspiegelkontrollen sind vorgesehen.

Die Lamotrigingabe wird mit der Dosis von 25 mg tgl. begonnen und muss 2 Wochen so beibehalten werden. Die Dosis in der 3. und 4. Woche beträgt 50 mg tgl. Weitere Dosissteigerungen um 25–50 mg erfolgen dann wöchentlich bis auf maximal 200 mg tgl.

T3, T4

■ **Allgemeines:** Die Zugabe von Schilddrüsenhormonen zur erfolglosen antidepressiven Medikation kann auch bei euthyreoter Stoffwechsellage eine Stimmungsaufhellung bewirken. Nach einem Teil der Arbeiten ist es vorzuziehen T3 und nicht T4 zu geben. Neben der somatischen Ausgangsuntersuchung müssen ein EKG abgeleitet und die Schilddrüsenwerte bestimmt werden. Bei Alterspatienten soll wegen der somatischen Risiken keine Augmentation mit Schilddrüsenhormonen durchgeführt werden. Während der Behandlung ist der Patient somatisch engmaschig zu kontrollieren.

■ **Pharmakodynamik:** Adrenerge Effekte von Antidepressiva können verstärkt werden.

Pharmakokinetik: Diesbezügliche Wechselwirkungen sind nicht bekannt.

Durchführung: Von T3 werden 25–37,5 µg gegeben. Bei der T4-Behandlung (T3 ist in den deutschsprachigen Ländern nicht im Handel), gibt man dieses Hormon zunächst in der Dosis von 50 µg tgl. und steigert alle 3 Tage um 50 µg bis 200 µg, nach bestimmten Experten sogar bis 500 µg tgl. Der Behandlungsversuch mit T3 soll mindestens 2, der mit T4 mindestens 4 Wochen dauern.

Buspiron

Allgemeines: Man geht davon aus, dass die Zugabe dieses partiellen Serotoninagonisten/-antagonisten zu einer Verstärkung der serotoninergen Übertragung führt.

Pharmakodynamik: Bei Zugabe zu Antidepressiva mit ebenfalls serotoninerger Komponente ist in seltenen Fällen ein leichtes Serotoninsyndrom möglich. Die Kombination mit Moclobemid wird nicht empfohlen.

Pharmakokinetik: Buspiron hemmt den Metabolismus anderer Substanzen kaum. Es wird durch -3A4 abgebaut. Dementsprechend wird sein Metabolismus durch die -3A4-Hemmer Fluoxetin und Fluvoxamin mäßig verlangsamt. Tendenziell niedrigere Buspirondosen sind angezeigt.

Durchführung: Es werden 3-mal 5 mg Buspiron mit schrittweiser Dosiserhöhung auf 3-mal 15 mg tgl. gegeben. Die Effekte der Buspironaugmentation sind eher mäßig.

8 Vorgehen im Einzelfall bei Nichtansprechen

Bei der Auswahl der Therapie für den individuellen Patienten sind viele Faktoren zu berücksichtigen. Ein allgemein gültiges Schema, welche Strategie bei Nichtansprechen der antidepressiven Therapie im Einzelfall angewandt werden soll, kann nicht gegeben werden. Nichtsdestoweniger lassen sich einige Grundsätze nennen.

Wechsel des Antidepressivums: Er ist bei Wirkungslosigkeit einer Substanz als erster Schritt in Betracht zu ziehen. Als zweites Antidepressivum setzt man im Allgemeinen eine Substanz mit anderem biochemischen Wirkungsmechanismus ein.

Kombinationstherapie mit 2 Antidepressiva: Sie kommt bei mangelnder Wirksamkeit der Erstbehandlung als Alternative zu einer zweiten Monotherapie in Frage, besonders wenn auf die erste Monotherapie eine partielle Response eintrat und die Depression schwer ist.

Augmentationsstrategien: Diese soll man bei schweren Depressionen schon bald einsetzen, aber nur ausnahmsweise bereits bei Nichtansprechen auf die erste antidepressive Therapie. Die Lithiumaugmentation bietet sich aber an, wenn der Patient ohnehin Lithium zur Prophylaxe erhalten soll.

Lithium ist wegen seiner Effizienz und deren Absicherung in kontrollierten Studien die Augmentationsstrategie erster Wahl. Gut bewährt hat sich auch die Olanzapinzugabe. Die Augmentation mit Stimulanzien kann hilfreich sein. Die anderen Augmentationsverfahren sind hinsichtlich Effizienz wenig abgesichert und für die persistierede Therapieresistenz reserviert.

Ergänzende Maßnahmen: Grundsätzlich kann es bei anhaltender Therapieresistenz erforderlich sein, *alle Antidepressivagruppen* und u.U. selbst die einzelnen Substanzen durchzutesten. Auch Trizyklika, insbesondere Imipramin, und ggf. klassische MAO-Hemmer sollen gegeben werden.

Bei persistierender Therapieresistenz sollen *Plasmaspiegeluntersuchungen* durchgeführt werden, um die Compliance zu überprüfen und einen abnorm schnellen Antidepressivametabolismus auszuschließen. Wenn der Antidepressivaplasmaspiegel nicht bereits im hohen Bereich liegt, kann ein Versuch mit *Hochdosierung* durchgeführt werden.

In Einzelfällen kann es angezeigt sein mehrere Augmentationstrategien sukzessive einzuführen und zu belassen, wenn nach jeder ein partieller Erfolg eintritt. So entstehen z. T. *Polytherapien*, die auf den ersten Blick eigenartig wirken mögen, nichtsdestowenger aber ihre Berechtigung haben können.

Nicht zu vergessen ist bei Therapieresistenz auch der *Schlafentzug*. Spätestens wenn alle Pharmakotherapien versagen, ist auch an die *Elektrokrampfbehandlung* zu denken.

9 Interaktionsrecherchen im Internet

Dr. med. JOHANN WALTER MEYER (jwmeyer@hin.ch)

Allgemeines: Das Internet ist die umfangreichste und aktuellste Quelle für Arzneimittelinformationen. Allerdings muss der Recherchierende die Beurteilung der Qualität der Information und deren Eignung für die spezifische Fragestellung selbst vornehmen. Für den Einsatz während des Praxisalltags ist diese Literatursuche meist auch für den Geübten zu zeitaufwändig. Nachstehend werden aus der großen Anzahl heute zur Verfügung stehender Informationssysteme drei bekannte Beispiele vorgestellt.

Nicht zu vergessen bei der Abklärung von Interaktionen sind die im Literaturverzeichnis zitierten Bücher von Cozza und Armstrong (2001) sowie von Fuller und Sajatovic (2003). Letzteres Werk steht auch in einer Palm-Version mit täglichem Update zur Verfügung. Ein rascher Überblick zu wichtigen Interaktionen in der Psychopharmakotherapie ist bei Schöpf und Honegger (2000) möglich.

Pharmavista.net: Es handelt sich um die von den Schweizer Apotheken verwendete öffentlich zugängliche Interaktionsdokumentation. Man klickt sich zunächst bei Databases und dann bei Interaktionen ein. Ein Vorteil ist, dass die Information z.T. in deutscher Sprache zur Verfügung steht.

Suche mit MEDLINE: Als Ausgangspunkt für Recherchen eignet sich am besten eine Suche bei der amerikanischen National Library of Medicine unter der Adresse: **http://www.nlm.nih.gov**. Man klickt sich bei „MEDLINE/ PubMed" ein. Dann gibt man ein: pharmacokinetics, drug interactions, drug 1, drug 2. Bei Bedarf kann man MeSH-Begriffe („medical subheadings") verwenden, die im MeSH-Browser gesucht werden können. Dies ist das Vokabular, das zur Indexierung benützt wird. Will man die Anzahl zitierter Publikationen einschränken, kann man die Suche durch die Limitierung auf „Human" oder den Publikationstyp „Review" begrenzen.

Drug-interactions com: Es handelt sich um eine sorgfältig unterhaltene Liste der wichtigsten CYP-450-Substrate, -hemmer und -induktoren im Bereich der Medizin insgesamt. Adresse: **http://www.drug-interactions.com**. Es bestehen Links zur Medline-Datenbank.

Weiterführende Literatur

Cozza KL, Armstrong SC (2001) The cytochrome P-450-system. Drug interaction principles for medical practice. American Psychiatric Press, Washington DC

Fuller MA, Sajatovic M (2003) Drug information handbook for psychiatry. American Pharmaceutical Association, Lexi-Comp Inc, Hudson Ohio

De Luca A, Gysling E (2001) Zytochrome und ihre Bedeutung für Arzneimittelinteraktionen. Infomed-Verlags-AG, Wil, Schweiz

Schöpf J, Honegger UE (2000) Interaktionen in der Psychopharmakotherapie. Steinkopff, Darmstadt

Schöpf J (2001) Therapie der Depression. Steinkopff, Darmstadt

Schöpf J (2002) Bipolare affektive Krankheiten. Ein Update zu Therapie und Prophylaxe. Steinkopff, Darmstadt

Schöpf J (2003) Psychiatrie für die Praxis, 2. Aufl. Springer, Heidelberg

Sachverzeichnis

A

Adrenerge Stimulation 41
Amisulprid 69
Amphetamin 69 f.
Antidepressiva 1 ff.
- Augmentieren 65 ff.
- Auswahl bei Erstbehandlung 4 f.
- - - Effizienzkriterien 5
- - - Interaktionskriterien 6 f.
- - - Nebenwirkungskriterien 5
- biochemische Effekte 1 f.
- Einteilung 2 f.
- Entzugssymptome 15
- klinische Effekte 4
- Kombinieren s. Kombinieren
- Plasmaspiegeluntersuchung 9, 76
- Wechseln s. Wechsel

B

Bupropion, Kombinieren 64
- Wechseln 34
Buspiron 73

C

Carbamazepin 70 ff.
Citalopram, Kombinieren 45 ff
- Wechseln auf 17 ff.
S-Citalopram 18, 19, 46
Cytochrom P-450 (CYP-450) 6 f., 41 f.

F

Fluoxetin, Kombinieren 45, 49 ff
- Wechseln auf 19 ff.
Fluvoxamin, Kombinieren 46, 49, 53 ff.
- Wechseln auf 21 ff.

H

Hochdosierung 76
Hydroxylierer, langsame 42
- ultraschnelle 9

I

Interaktionen, pharmakodynamische 40 f.
- pharmakokinetsche 41 f.
- Internet 77

K

Kombinieren 37 ff.
- Dosierungen 42
- Gründe 37 ff.
- Vorsichtsmaßnahmen 43

L

Lamotrigin 71 f.
Lithium 67 f.

M

Methylphenidat 69 f.
Mirtazapin, Kombinieren 46, 50, 53, 57 ff.
- Wechseln auf 23 ff.
Moclobemid, Kombinieren 64
- Wechseln auf 35 f.

O

Olanzapin 68 f.
Oxcarbazepin 70 f.

P

Paroxetin, Kombinieren 47, 51, 54, 57, 60 ff.
- Wechseln auf 26 ff.
Polymorphismus, genetischer 42
Polytherapie 76

R

Reboxetin, Kombinieren 48, 51, 55, 58, 60, 62 f.
- Wechseln auf 28 ff.

S

Serotoninsyndrom 40 f.
Sertralin, Kombinieren 48, 52, 56, 58, 60, 62, 63
- Wechseln auf 30 ff.

T

T3, T4 72 f.
Trimipramin 40
Trizyklika 2

V

Valproat 70 ff.
Venlafaxin, Kombinieren 49, 53, 56, 59, 61, 62, 63
- Wechseln auf 32 ff.

W

Wechsel 9 ff.
- Nebenwirkungen 11 f.
- nichtüberlappender 13
- überlappender 13
- Unwirksamkeit 9 f.
- Zeitpunkt 10 f.

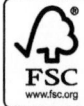

MIX
Papier aus verantwortungsvollen Quellen
Paper from responsible sources
FSC® C105338

If you have any concerns about our products,
you can contact us on
ProductSafety@springernature.com

In case Publisher is established outside the EU,
the EU authorized representative is:
**Springer Nature Customer Service Center GmbH
Europaplatz 3, 69115 Heidelberg, Germany**

Printed by Libri Plureos GmbH
in Hamburg, Germany